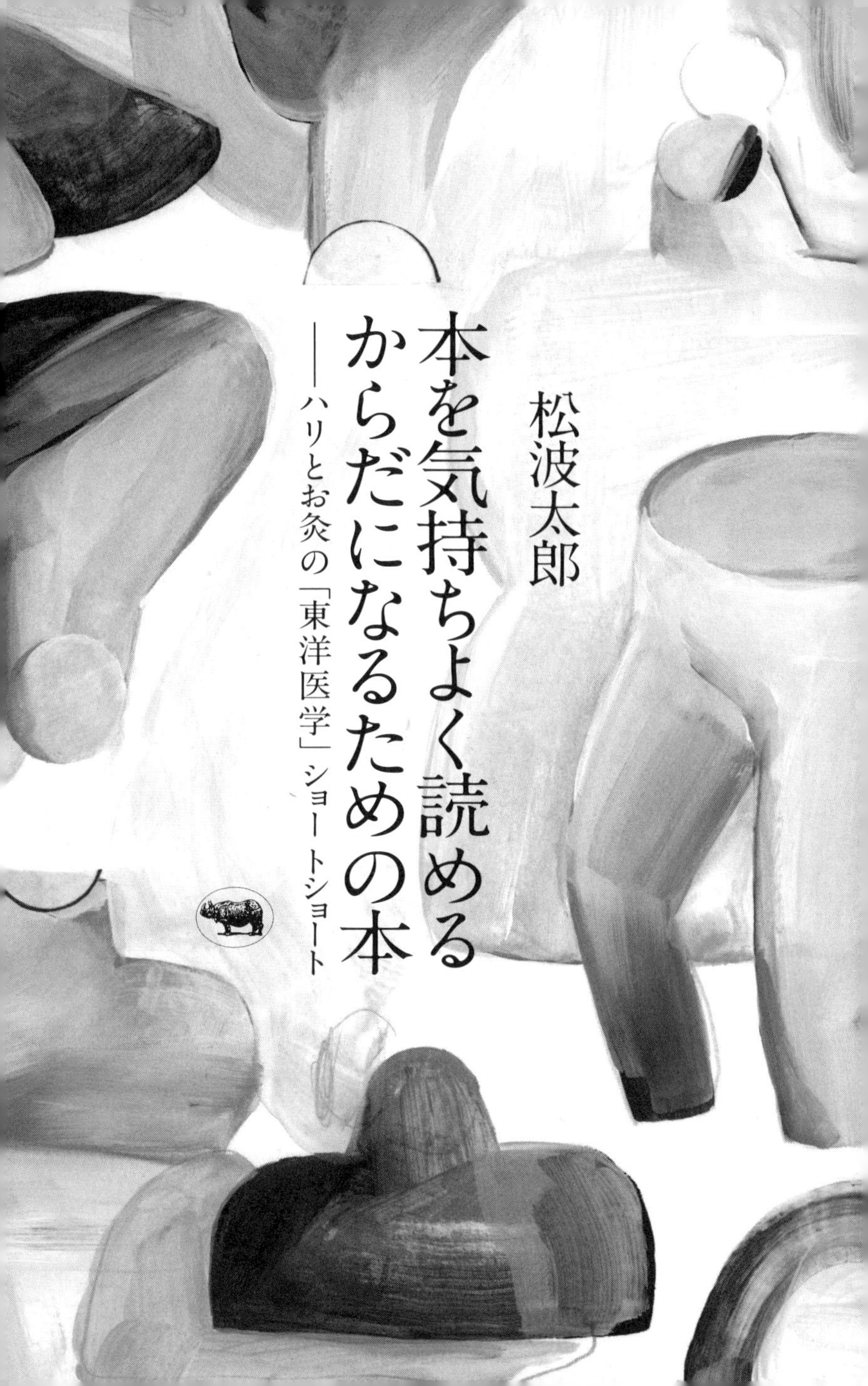

松波太郎

本を気持ちよく読めるからだになるための本

――ハリとお灸の「東洋医学」ショートショート

装画　ササキエイコ
装丁　佐藤亜沙美

case.0
本を気持ちよく

本を気持ちよく読めるからだになるためには、どうしたらいいんでしょうか？　というご質問を受けることがあります。最近目がよくかすんで文字が見えづらくて、とか、座って読書していると腰がすぐに痛くなってきて、とか、ぼうっとしていて情報が頭に全然入ってこなくて、とか、本を持っている手がすぐに疲れてきて、とか……もしかしたらここ最近とくに多くなってきているかもしれません。

「前はもっとよく読めていたんですが」今日の午前中にお見えになった患者さんです。初診の患者さんですが、前から知っていたような口ぶりにもしばしば感じられました。「ほら、先生って、文章も書かれる方ですよね？」

というのが、わたしにたずねた理由のようです。

「だからご存知かなと」

もしかしたらこれまでわたしにたずねてきた患者さんも、前段として触れないだけだったのかもしれません。

「なんだか最近苦行のようになっていて」

苦行……

「行間を読むのも苦しくなっていて」という意味も、〝苦行〟にはあるみたいです……初めて知りました。「ほら、本って、先生、書いてある字以外も読まないといけないでしょ？」

「……まぁ」

と、とりあえず呑みこみの良いフリをして返していますが、まだ今ひとつピンと来ていません……これまでの患者さんとはあきらかに異なる理由ではありますが、問診がてらもう少し耳を傾けていると、最近とくに多くなってきている原因にも触れてくれるように感じます。

「だって動画を視たり、音楽を聴いていたり、ネットゲームをしていたりする方が、ラクじゃないですか？」

「……ラク」

「からだにも負担が少ないじゃないですか？」

「……からだにも負担が少ない……」いろいろとツッコミがいのある発言に感じますが、すでに手首の脈やお腹や舌の診察は始まっています。「……まぁ」

診察中は患者さんの状態をあまり乱したくないので、言葉尻や揚げ足をとるのをひかえていることもありますが、声色・声質・声量の方にも集中しながら傾聴を続けていると、だんだんと真意がわたしにも見えてくるのです。

「……いわゆる〝活字離れ〟みたいなこともですかね？」

診察が一段落したところで、わたしの方からもさりげなくたずねてみました。

「そう、カ・ツ・ジ」という音の響きじたいが、ずいぶん硬く、そして凝り固まっているようにもきこえてきます。「カ・ツ・ジって言葉じたい、久しぶりに言ったかも」

「……なるほど」

たしかに〝活字離れ〟というフレーズじたいずいぶん前の流行語のように感じ、すでに離れきって忘れ去られた死語のようなものでもあるのかもしれません。

「活字って、大体どれも同じ黒いインクだから、見つめて区別するのがまずは大変だし、区別して意味を受けとると、今度は他の部分が労働させせられるみたいにこき使われて……」

「……他の部分？」

とついきき返したあたりで、今度はうつ伏せになってもらいます。

「勝手に目か頭かに情景？　風景？　とかが浮かんできたりもするじゃないですか」という言葉を、空けてあるベッドの丸い穴から続けてきます。「あくまで字でしかないのに、絵やイラストや写真みたいに浮かんでこさせられることもあるし、音楽を聴いているわけでもないのに、耳にもいろいろきこえてきたり、」

丸い穴の通り、このままからだを一周していくようにも言葉を継ぎ続けてきます。

「風の音とか人物の声とか、においとかも、自分の鼻にまで勝手に漂ってきて、なんだか喉の方も無性に渇いたり、めちゃめちゃお腹が空いてきたり、お腹の下の方もなんだか……」

「……疲れるのは目や腰や、本を持っている手だけでもない、と？」

「そうッ！」ともきこえる歯切れのいい声で、いてッ！ と言ったみたいです。少しチクッと来たかもしれません。「ドライブに付き合わされるみたいに、心臓？ 心？ 感情？ もバンバン揺さぶられて、足も座っていただけなのに、文字と一緒に走らされたみたいな感じになることもあるし」

まで言われれば、たしかにわたしが知っている〝苦行〟という言葉の意味そのものです。

「……なるほど」年々苦行になっていっている存在が本なのかもしれませんが、本にもまだまだいろいろな可能性があると思います。「……まぁ」

一見時代遅れにも映っているかもしれないこの一本のハリと一壮のモグサと同じように。

「苦行みたいな所がありますかね、このハリとお灸にも」

「……なるほど」

「ときどき鋭い刺激を感じたり、熱く感じたり」

「……ええ」

「でも、もっともっと体調を悪くしちゃったら、本を読むのがもっともっと苦行になっちゃいますよね」

「……でしょうね」

「本を気持ちよく読めるからだになるのって、もしかしたら一番理想的なコンディションなんじゃないですか？」

あるいは間にまだいくつかのやりとりが挟まっていたかもしれませんが、この言葉がとくに印象深く、午後の現在に至るまで残り続けています。

「もともとの本好きじゃないかぎり、コンディション的に難しくなっている気がする」

〝コンディション〟の部分は〝状態〟や〝体調〟や、ここも〝からだ〟という言葉が重ねられていたかもしれませんが、そういった一語一句にこだわりすぎない方が気持ちよく読むのにはいいのかもしれません。

「というか、無理な気がする」

この先ももうしばらく印象深く残り続ける言葉になりそうな気がしています。

「そういうコンディションや状態や体調やからだになるためには、いったいどうしたらいいんですかね？」

本を気持ちよく読めるからだになるためには……

「……わかりました」

この患者さんがその後〝本を気持ちよく読めるからだ〟にまでなったのかは、まだわかっていません。

「からだの方はとりあえずずいぶん軽くなった気がします」

それでもこの患者さん一人にのみならず、すべての当院の患者さん……

「……どうぞお入りください、次の患者さん」

そして本書の読者さんたちにも、本を気持ちよく読めるからだになってもらえるように、これからこのペンの方でも治療を始めていこうと思います。

「……どうぞ、読者さんもかつじの中にお入りください」

二〇一九年一〇月　豊泉堂　院長　松波太郎

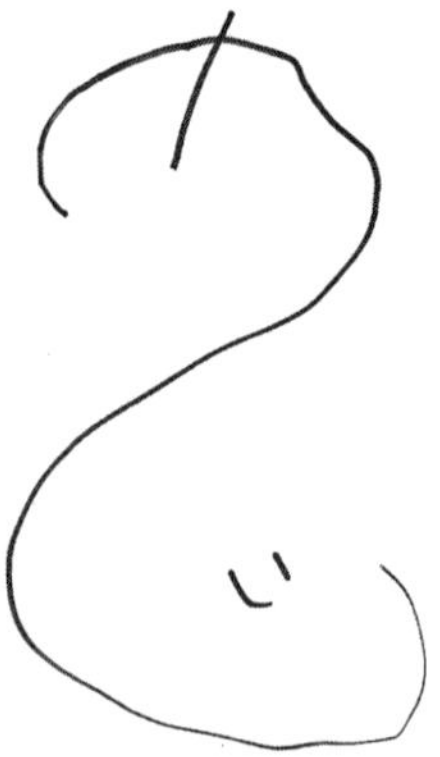

ちなみに、本書に記してある治療法については、現在の当院では用いていない方法もいくつか含まれています。ここには書いていない治療法も逆に増えていっているのですが、それは患者さんの数にも比例しています。大まかな全身治療はほとんど全員の方に施しますが、やはりお一人お一人の体はその人の数だけ大なり小なり異なっているというのは、この読者さんがたのお体の方もきっとそうなのでしょう。実際にお診せいただくと、より細かくて新しい書き方や表し方が生まれてくるのかもしれませんが、数千年の歴史をもつ東洋医学においても経験をもたないようなご時世、〝ステイホーム〟でまずは全身治療の方だけでもお受けください。血流のみならず、時流にも合わせながら治療していくのが東洋医学の伝統でもありますので、リモートでこれから行なってまいります。当院の治療と同じリズム・間合い・緩急・そして言葉づかいを心がけてまいりますので、「体験」だけでも。

二〇二〇年七月　　豊泉堂　院長　松波太郎

本を気持ちよく読めるからだになるための本　目次

case.1
東洋医学の応急処置

46億年以前に誕生したこの地球という星で生きることのできる状況が整ったからヒトも誕生したのだということを、46億年後の現在のわたしたち自身がきちんと目を向けるならば、以下の〝＝〟もすんなり受け入れられると思います。

〈自然界＝人体〉

自然界がよくなれば人体もよくなり、自然界が悪くなれば人体も悪くなる。同時に、人体がよくなれば自然界もよくなり、人体が悪くなれば自然界も悪くなる。

〈人体＝自然界〉

でもあるこの東洋医学のベースとなる考えは、同時に、46億年のゆっくりとしたうつろいに合わせて治療効果もゆっくりであるというイメージもつくっているようです。たしかに東洋医学では、悪い一部分だけを手っとり早く除く西洋医学の〝手術〟のような治療は行いません。それでも応急処置というものは東洋医学にもあるのです。

初回である今回は、このことを何度も強調して言いたい。

「おかあさん」

パラマウント社製の電動ベッドに臥している母親は、息子の呼びかけのたびに目をかすかにあけ直している。

「僕そろそろいくね、また明日くるね」

母親が入院して以来、息子は朝一番にこの病院に来ることが日課となっていた。

「何かもってきてほしいものある？」

母親は夕食の支度の最中に倒れ、たまたま息子が家にいたことと、救急車が十五分もかからずに来たことで、一命をとりとめたのである。

「書いてみる？」

後遺症の有無についてはまだ医師の方から何もきかされていない。

「すごいすごい、書けるじゃん、おかあさん」

息子がもたせたペンで母親は〝マメ〟と書いた。

「……ヌメ？」

〝マ〟の二画目の抑制がきかず大きく左に流れてしまったので、息子は〝ヌ〟と読んでしまったのである。

「……あぁマメね」

目線で何度かやりとりをしたのちにようやく〝マメ〟であることを覚ってからの息子の

解釈はスムーズだった。
「ソラマメね」
母親の好物は豆類の中でもソラマメなのである。
「塩ゆでしたソラマメね、そうだよね、まだ食べれなくても、ソラマメを置いとくだけで元気になるかもしんないしね、種とかでもいいかもね、一緒に育てたりして、ソラマメの種って売ってんのかな、先生にきいてみよっかな、わかった、じゃあ明日もって
くるね、ばいばい、という語尾の時点ですでに母親のベッドを遠ざかり、最後に大きく手を振ってから病室をあとにし、病院の玄関そのものもあとにした。
「やばい、もう十五分しかない」
隣町の学校に通う高校生なのである。
「やばい、やばい」
を連呼しながら、病院の駐輪場に停めてあった自転車に乗って立ち漕ぎをするうちに
「やば、やば」
と当初の〝やばい〟の〝い〟が風圧で削ぎ落とされ
「やべ、やべ」
と一旦〝ば〟が〝べ〟にかわる変遷をへたのち
「や、や」

と最後は一音のみの連呼になった。

「や、や」

立ち漕ぎをしつつも、姿勢は四ッ足のような前傾姿勢になっている。

「や、や」

前方には季節はずれのギンモクセイの木がすこし低い所で枝葉を差し交わしている。

「や、や」

その枝葉と緑陰が見通しを悪くしている交差点だった。

「やあー」

〝や〟の一音をひきのばす叫び声をあげてから、右手から法定速度でてきた乗用車に少年ははねられたのである。

「あぁぁぁ……」

立ち漕ぎをしつつも前傾姿勢をとっていたために、少年はひかれた瞬間に空中で前転のような格好をとり、背部からアスファルトに落ちる。

「大丈夫ですかッ?」

受け身をとったことになる。

「大丈夫ですかッ?」

乗用車から即座にとびでてきた中年男性の方が、頭部に何かの損傷をうけたかのごとく頭を抱えこみながら、どうしょどうしょ、足元もおぼつかずに慌てふためいている。

「……もしもし」

とりあえず携帯電話から救急車を呼んだものの、どうしょどうしょ、と落ち着くことはない。

「どうしょ、どうしょ、これからどうしょ」

近所の家々から何事かと人々が集まりはじめたことがさらにその中年男性の動揺をあおり、〝どうしょ〟がかかる対象も現在から漠とした将来に移ったと思しいあたりで、中年男性は突然意識を失ってその場に倒れた。

「おうしょ、おうしょ、こりかりゃおうしょ……あッ」

最後のほうはろれつも回らなくなっていた。

「先生ッ！」

とその人だかりの中にいたわたしを呼ぶ声より先に、わたしはすでに行動にでていた。

「この男性の方を優先します」

顔面部の軽いひきつりや色合等の所見によりおおまかな判断をする。

「梗塞をおこしている可能性が高いので」

近所の方々に簡単に説明をしながら白衣のポケットからとりだした寸三・二番（長さ約四㎝・太さ一八㎜）のハリで刺して、中年男性の両手の小指の先端から血をだす。

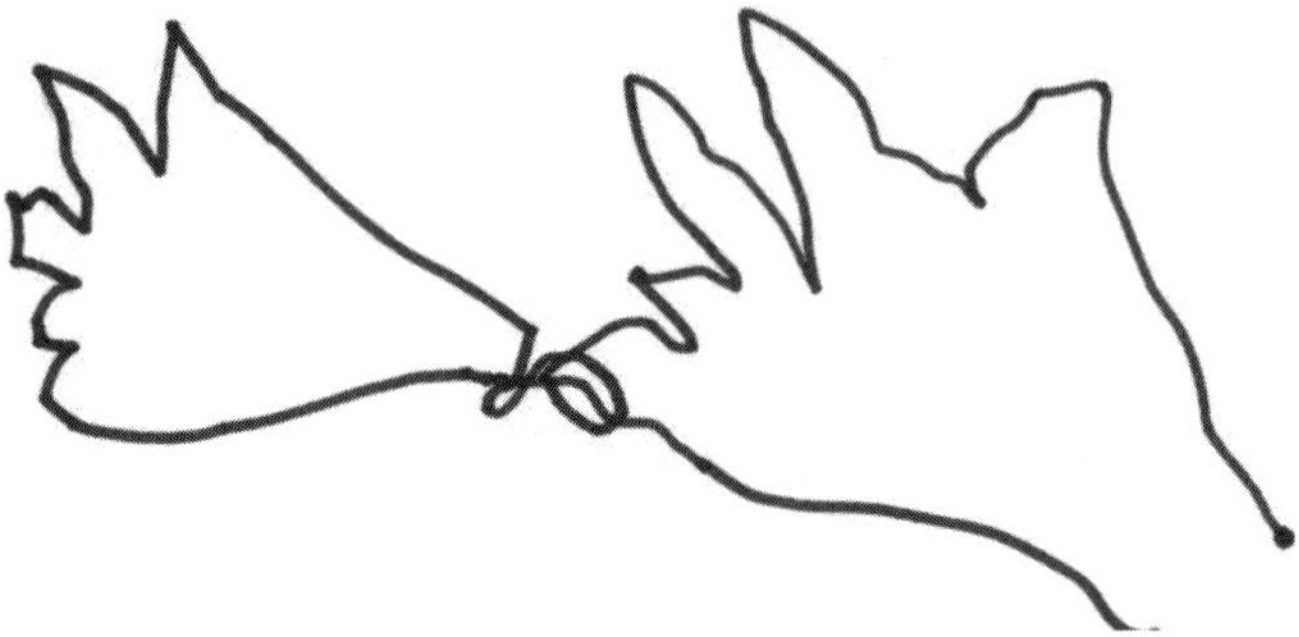

「命に関わりますので」

正確には、小指の爪の内下方と接した薄い皮膚である。

「血がどこかで詰まっているので」

その小指の先端部には〝少衝《ショウショウ》〟という名前の重要なツボがあるのです。

「非常口をつくって、全体に血流をつくってやるのです」

心臓の〝心〟とつながっている〝心経《シンケイ》〟の末端のツボです。

「そちらの少年は一時的に気を失っているだけでしょうから」

細胞が壊死する前に〝少衝〟から血をだしてやれば、命はもちろん、後遺症等の予後にも良いことが多いのです。

「こちらの男性に応急処置をほどこしました」

必要に応じて、ほかの手足の指の先端部からも血をだすことがあります。

「これが東洋医学の応急処置です」

細いハリなら止血もすぐにやみ、すくなくとも今後に悪影響をもたらすことはありません。

「東洋医学にも応急処置はあるのです」

東洋医学にも応急処置はあるのです。

「あるのです」

東洋医学にも応急処置はあるのだということを、わたしは近所の方々にも言いました。

「46億年以前に誕生したこの地球という星で生きることのできる状況が整ったからヒトも誕生したのだということを、46億年後の現在のわたしたち自身がきちんと目を向けるならば、以下の〝＝〟もすんなり受け入れられると思います。

〈自然界＝人体〉

自然界がよくなれば人体もよくなり、自然界が悪くなれば人体もわ……」

近所の一人がわたしの講釈を途中で止めたのである。

「松波先生、目をあけましたよッ」

目をあけたことに加えて、顔色ももとの血色に戻りつつあるものの、まだ自力で立てはしないようである。

「一命はとりとめましたが、救急車の迎えを待ちましょう」

あくまで応急処置なので、精密検査等は病院でしてもらうべきなのです。

「……けが人は二人でしたか？」

やってきた救急車の救命士にも、わたしが事情を説明しました。

「……そうでしたか、ご苦労様でした」

ちなみに今回の処置は血が滞る〝実〟タイプのもので、逆に血の不足といった〝虚〟タイプのものには内くるぶしとアキレス腱の間の〝太渓《タイケイ》〟のツボがいいのだと、先代から教えられています。

「……それで、すいません、あなたは？」

わたしの素性もたずねます。

「そこの治療院のものです」

救急事態なので、わたしの方も細かい説明ははしょることにしました。

「……治療院？」

コンマ単位の速度でうなずき返す。

「はい」

「……ということは、院長とかで？」

「三代目ですが」

「……はぁ」

あとで詳しい事情をきくかもしれないという由で、治療院の住所もたずねてきます。

「すぐそこのハリとお灸の治療院です」

念のためわたしは指でもさし示すことにしました

「ほら、季節はずれのギンモクセイの木がすこし低い所で枝葉を差し交わしている」

体験のことば

青木淳悟

（小説家）

私、アオキという名前で、肩の凝らない小説を書いていています。最近はとりわけそのような傾向が強まってきた感じで、堅苦しいものをぜひ避けたいと考えたり、趣味の領域では完全に駄洒落にしか興味がなくなりつつあったりと、諸事にわたり脱力した状態がつづいております。

さて十月某日、ＪＲで治療院へ向かう。しかしどういうわけだろう、単に電車に乗るのが久しぶりだったからなのか、昼時の車内の様子がいやに新鮮で、わけても壮年男性たちの顔をつくづく眺め、

「……顔は男の履歴書だの、顔に責任を持てだのっていうけれど」

と、何となくぼんやりとそう考えていたのだ。

「あんな大人になれるんだろうか……あの人もあの人も、四十面がしっくりきてるなあ」

私は三十九歳、小説家となって早十五年、思えば自分の肉体ということについて改めて考える機会がなく、ほとんど軽視してきた点に気づかされてしまった。こういう指向はきっと根深い。あたかもモットーかのように、体がいったいどうした、精神あるのみだとかいった考え。つまりその一切の「辛さ」は創作における精神的なものであるべきであって、小説家が体のケアなんて贅沢かつ不真面目なことをし始めたら終わりではないか、と（最近私が禁煙しているのは、健康のためではなく、たばこ税から自由になりたいがためです！）。

「ああしかし……あんな大人になれるんだろうか……来年は節目の年、いよいよ成人を迎えるんだからなあ」

ところで、肩が凝っていないことにかけては、絶大な自信があった。どうも肩が凝らない体質

で、職業からすればこれは相当に有利（？）な立場にあるのではないだろうか。なんというアドバンテージだろう。ということは、つまり……、

「……で先生、今日はなんか『患者』ってことになってますけど、どっか悪いとか別にないんで。なんせまだ自分十九歳なもんで……、肩なんか凝ったことない十九歳なもんで……、鍼灸とかって歳では」

「喫煙歴は十八年ほどで、最近禁煙をされていると」

「ええ、一歳から吸ってましたんで……もう今回でスッパリやめるつもりです」

「そうですか、わかりました。ではその場で、少し首を回してみて下さい」

この直後、アオキは自らの健康への過信を、存分に思い知らされたわけである。

「……ギギ、ガガグ、くっ、首が回らない……!?」

そう、まったく首が回らない。

そしてハリは打たれた。

私の煩悩を目がけて、都合百八本（くらい）。

全身の力み、肩の凝り、背中の張り、腰の悪さ、すねの脇の筋肉の電撃。

最後は灸も据えてもらって、

「アッ、こんなの初めて……」

と思わず声が漏れる。

三十九歳。やっぱり三十九歳だよ。

「いやあ、治療師の方には色々わかっちゃうもんなんですねー。自分ではこんなに悪いなんて思ってなかったですよ。体のケア大事ですよね、いや参りました。まさか二十歳程度サバを読んだことまでいとも簡単に見抜かれてしまうとは。はあ、こうなってくると、何も隠し事はできませんなあ」

通います治療院。というか、もはや住みます北浦和。

case.2

うつ

「أنا لا أشعر بصحة جيدة هذه الأيام، معدتي في حالة سيئة، لدي الإسهال، ليس لدي الكثير من الشهية، في بعض الأحيان أتقيأ، لا أستطيع النوم في الليل، لا أستطيع أن أتعب، جسدي يبرد قريبا، رأسي يؤلمني جدا، ساقي يؤلمني، أريد أن أموت، ماذا يجب أن أفعل، من فضلك قل لي، من فضلك ساعدني، الرجاء مساعدتي.」

本日最初の患者さんはうつを患っている患者さんのようです。

「أرجوك أخبرني، أرجوك ساعدني، شكراً لك」

医師ではないのでうつ〝病〟とまでは診断できませんが、うつ〝状態〟であることは見てとることができます。

「إنه مظلم」

異国のかたが患者でも見てとることができるのです。

「あー……ゆーあー……あーゆーおーけー？」

わたしの発音が悪いのかもしれませんが、英語すら通じません。

……全然何言ってるかわからないんですけど……

と心の中では時々ぶーたれつつも、診察をつづけます。

「ليس الأمر على ما يرام، إنه صعب جداً」

すくなくともここが治療院であることはわかっているようです。

「جسدي ثقيل」

漆黒の分厚い皮膚に覆われた自身の首と肩を指さしつつ、重い足どりで診療ベッドに向かいみずから横になります。

「رقبتي وكتفي تؤلمني كثيراً」

訴えていると思しい首・肩コリというのも、うつの一症状なのです。

「الرقبة والكتفين」

全身の気と血のバランスが失調し、本来足に留まっているべき気・血までもが上昇し、頭・首・肩といった上部に過度に集中してしまうのです。

「ساقي باردتان جداً، سأصاب بالبرد.」

いわゆる〝頭寒足熱〟という健康状態とは反対になっていることが多いのです。

「الجو بارد جداً」

実際に足をさわってみると、血中の鉄分だけが置き去りにされたように金属的にやはり冷たい。

「رأسي حار جدا، إنه مثل الصيف」

対して首・肩には熱感を伴った張りがあり、頭頂部の頭皮にはむくみまで生じているというのも、一つの特徴なのです。

「فهي بطيئة」

本来あるべき柔軟性が失われて硬くなり、極限を超すと、ぶよぶよとむくみはじめるというシステムが頭皮にはあるのです。

「عفوا」

語尾が一度あがったようにきこえましたが、わたしは粛々と診察をつづけます。

「لديهم عيونهم」

独り言ともしれない言葉を依然吐きつづけているのもそうなのかもしれません。

「عيناي تتعبان قليلاً شيئاً」

目を閉じた時にまつ毛がふるえつづけているのもそうですし、漆黒の皮膚でありつつ目の下と頬だけが漆を失った炭色であることも、過度の緊張による不眠であることの証です。

「إنهم غير مترين」

腹部には心臓そのものより大きいほどの拍動が打たれています。

「رضي」

特にへその両横3㎝のあたりの拍動はきつく、軽く圧してみただけで痛がります。

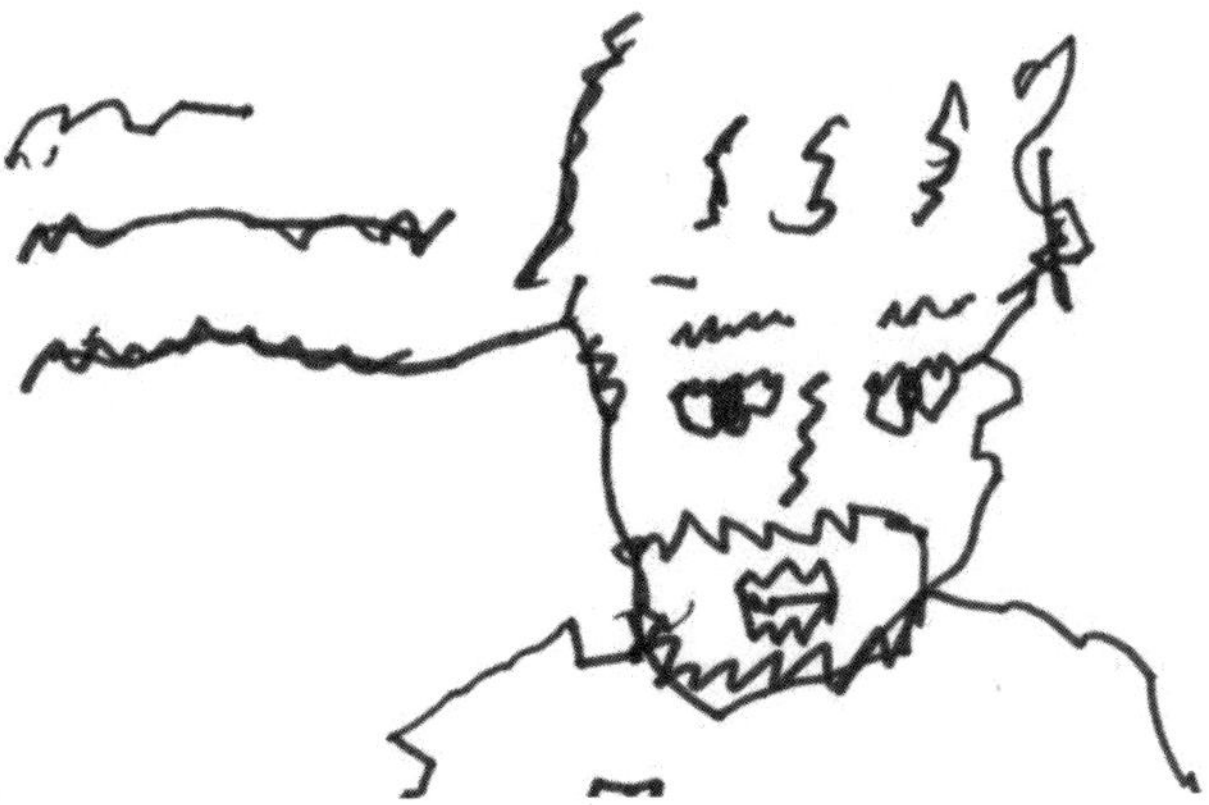

「يضر」

対してへその下の丹田のあたりは力が無くぺこぺこしている。

「هذا مقرف」

へその直上から胸骨にかけて存在する鉛筆状のコリも、特徴の一つです。

「أنا المرة الأولى لي، إذا أرجو كن لطيفاً معي.」

アラビア語全体の印象ととらえていた暗然としたトーンを、この患者さん個人の声質と受けとめはじめたあたりで診察を終え、治療に入ることにします。

「太衝《たいしょう》」

無言でハリや灸をするのも不審なので、施すツボの名前を言いながら治療します。

「太渓《たいけい》」

治療と言っても、初診の今回はごく浅いハリや灸に留めます。

「足三里《あしさんり》」

コリやむくみや冷えといった身体の〝うつ〟を一回ですべてとらない方がいいのです。

「上巨虚《じょうこきょ》」

反動で強烈な躁《そう》状態に変容することがあるのだと、二代目松波太郎から教えられているのです。

〝先生ありがとうございます、体がすっごく軽くなりました〟

的なことを明るくなった表情で言った帰りに、電車にとびこもうとした患者さんが他の鍼灸院にいたのだそうです。

〝……体が勝手に動いてしまって……〟

自分で命を絶つ元気を与えかねないので、数回に治療を分ける必要があるのです。

「下巨虚《げこきょ》」

足のいくつかのツボに灸を施して下半身にも気・血が回るように促してから、頭頂部の一点にもハリを打ちます。

「百会《ひゃくえ》」

という名前のツボが体の正中を走る気・血の流れの頂点にあるのです。

「四神聡《ししんそう》」

百会を中心にした前後左右大体1㎝の計4ツボにもハリを刺し、すこししてから抜くと、少量の薄い色合の血が一緒にでてきます。

「منعش　منعش」

むくみをつくっていた液体です。

「ضوء　ضوء」

患者さんの声にも抑揚と呼吸のメリハリがいくぶんでてきたように思います。

「عظيم　مشرق　منعش　ضوء ليس بعد　عظيم ملهذم　مشرق　مشرق　ضوء ليس بعد عظيم
منعش　ملهذم　مشرق　ملهذم　مشرق　منعش　ملهذم　ضوء عظيم」

字面の方にもよりアップダウンが生まれてきているように感じます。

「اجن　اجن」

背部の緊張が強くなって硬い部分にも数mm程度のハリを施して、終えることにします。

「سعيد　سعيد」

語勢を強めてさらなる治療を望んでいるようですが、今日はおしまいです。

「شكراً لك　شكراً لك」

飛行機にとびこまれては元も子もないのです。

「العوده　العوده」

アラビアからでも通っていただくほかありません。

「وداعاً　وداعاً」

患者さんが異国の方であろうとも、三代にわたる方針は変えられないのです。

「どうぞ」

来院時よりいくぶん軽快になった足どりで治療院をあとにします。

「お大事に」

〝いくぶん〟くらいがちょうどいいのですが、声の方はすこし変わりすぎだったかもしれません。

「……どうぞ」

ギンモクセイの木のむこうまで患者さんを見送ります。

「……お大事に」

ところで、何故ここだったのでしょう。

体験のことば

淺川継太

（小説家）

くすぐったさと、針からの連想だろうか。スーツを初めて仕立てたときのことを思い出していた。既製品のスーツはハンガーに吊されているので「吊し」という。ぼくの体を採寸する店員がその呼び方を教えてくれた。きちんと体に合わせてつくるスーツは違うものですよ、女の店員は柔らかく笑った。服に体を合わせるのでなく、体に合わせて服をつくる。店員がまち針を裾や袖に刺していくとき指が触れる物理的なこともあって、なんだかくすぐったかった。

いつのまにか自分の体も「吊し」で済ませていたのかもしれない。初めての鍼灸院で体じゅうに針を刺され、そんなことを考えた。ずっと自分の体でいたから、自分の体は自分にぴったりだと思っていたけれど、凝りのたまっているあちこちに針の温かい痛みを感じていると、そうでもなかったらしいと思えてくる。自分がどれだけ自分の体からはみ出したり縮んだりしているか、ふだん省みることはなかった。

まち針よりずっと細い、蝶の舌のようなものを全身に刺され、甘くうとうとしていた。花の蜜に比べるべくもなく、ぼくの血と肉は、生活のなかですっかり汚れてしまった。だからといって体にぴったり合う体を取り戻す資格まで失ったわけではない。体のあちこちから繊細な針が抜き取られると、体は軽くなめらかな、輪郭にぴったりのスーツのようにぼくの体になじんでいた。

case.3

幻肢

治療前に5分ほどの時間を設けて予診表を書いていただくのが、初代からのこの治療院のきまりとなっています。すでに常客となっている患者さんには問診ですませてしまうこともあるのですが、初診の患者さんには必ず書いていただいています。A4判の予診表には十五項ほどの質問事項があり

〝主訴〟

の一番大きな欄には、肩コリやら腰痛やら生理痛やらをほとんどの方が何かしら書きこむのですが

〝睡眠時間〟〝食欲〟〝酒〟〝たばこ〟〝二便〟

等のこまごました項目は空欄のままにしておく方が多いです。

〝5時間半〜6時間〟〝少々〟〝週末のみ〟〝禁煙中〟〝やや便秘〟

逆にこまごまとした項目の方だけを残さずに書きこんで、主訴を空欄のままにしておく方もごくまれにいらっしゃいます。

「そうですか、睡眠は5時間半〜6時間で、食欲は少々で……」

米粒大の文字を寿司詰めにして書きこんである項目にまずは触れておいてから、肝心の〝主訴〟をきりだしました。

「それで……主訴が空欄のままですが……」

書いて伝えるのに10分では足りなかったと小声で返します。

「全然問題ないですよ」

と患者さんを安心させる言葉と
「今日はどういった……」

と来院の目的をたずねる言葉のわずか10秒ほどの間で、患者さんはみずから長袖の上着をぬいで、左腕が半袖の長さで断たれていることを知らせてきます。

「後天のものです」

実体のないようなかぼそい声のまま、丁寧に〝主訴〟を説明してくれます。

「6年前にある事故でなくしたんですが、4年くらい前から違和感をおぼえはじめまして……」なくなったはずの左手の甲のあたりの空間に、鈍い痛みを感じるようになったのだそうです。「利き手ではなかったのですが……」

利き手ではなかったと卑小化することで、忘れようとすることもあるそうです。

「それでも左手が懐かしくなってしまう時に、多い気がします」

四六時中痛いわけではないそうです。

「肩を外に開いた状態ではなく、内に巻いた状態の時に痛くなります」

肢位もきまっているそうです。

「病院にも行ったのですが」

病院では〝幻肢痛〟と命名だけしてもらったのだそうです。

「突然四肢をなくした人に時々おこる症状のようで、私個人の症状ではないことを確かめられた点では、命名だけでも助けられたのですが……」

詳しい原因はわかっていないのだと、応対した医師に言われたそうです。

「体調等によって、昼夜だったり、三日に一回だったりするのですが……」

病院のあとにカイロプラクティックや整体、ヨガといった治療にも通ってみたそうです。

「そこで知り合った人に、ヤナギヤ……スレイでいいんですよね、ご存知ですか？ その方のお話を伺いまして……」

主訴のメモをとりつつ治療法を模索していたわたしに、突如患者さんの口の方からヒントが与えられました。

「あぁ……柳谷素霊《やなぎやそれい》ですね」

柳谷素霊とは日本の鍼灸をヨーロッパに知らせた大家で、すでに半世紀以上前に亡くなっていますが、現在でも多くの鍼灸師から崇められている人物です。

「先生もご存知ですよね、フランスでのお話」

パブロ・ピカソにハリ治療をしたことでも有名な人物です。

「フランスで幻肢痛の人を治したというお話」

そのピカソを治療した洋行のおりに、幻肢痛をかかえたフランスの傷痍軍人を治療し、効果をあげたのだという逸話があります。

「あれって、伝説なのでしょうか？」

少なくともその時に柳谷素霊が採った〝巨刺《こし》〟という鍼法は現存しています。

「伝説なのでしょうか？」

その質問についてはわたしもはっきりと返すことはできずにいるうちに、是非やってみてほしいと語をついでくるので
「……やってみましょうか」

わたしも最善を尽くすことにしました。

「まずは脈・舌・お腹の状態を診てもよろしいでしょうか？」

どういった症状の根元にも体内の気や血のバランス失調があることを説明します。

「まず足の方にハリを打ちます」

説明をしないで症状と異なる部位にハリを打つと、不信感を抱かせてしまうので
「全身の状態が良くなれば、局所の痛みもやわらぐと思います」

逐一説明を挟みつづけます。

「脈とお腹の状態が整ってきましたね」

脈のバラつきや腹部のコリ・冷えを特定の経穴（ツボ）で整えて
「なんだか少し楽になったかも」

という患者さんの声も確認してから、今回の目玉・〝巨刺〟の登場です。

「症状のある患側とは反対の健側の同部位にハリを打つのが……」

〝巨刺〟という鍼法です、と尻すぼみの口調になったのは、実際はいたって単純な鍼法だからです。

「熱をもった患部に触れずに痛みを散らすことができます」

人体の左右の均衡が前提になっています。

「今は痛くないですが、いつもここが痛くなります」

と空間になっている一点を健側の指でさします。

「ここですね？」

該当する健側の示指伸筋腱沿いの一点にハリを1㎝ほど刺し入れて、そのまま20分間ほど留めておきます。

「いかがですか？」

本来〝巨刺〟は関節部のひどい炎症時に用いるべしと、先代から伝え聞いています。

「治療してもらう前の時点で痛くなかったので、変化はまだわかりませんが……」正直に感想を言ってもらいます。「でも背中のつっぱりなどが大分楽になってます」

わたしも正直に言うと、これで幻肢痛が改善したという手応えは薄いです。

「パンパンになっていた左肩の張りも緩んだ気がしますし」

どういった症状の根元にもある体内の失調は整えたつもりです。

「手の痛みももう今後出ないかもしれま……」

急に言葉につまり、まだたきを止めて、目元で何かをこらえはじめます。

「……すいません、左手と本当にお別れする気がしちゃって」

痛みがでなくなるというのも寂しいものですね、と語勢を落とします。

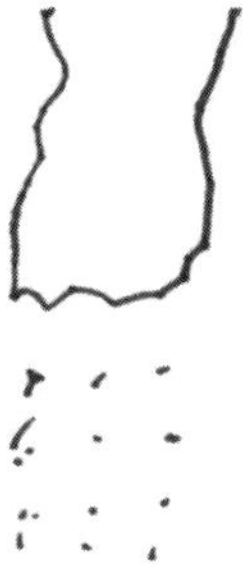

「……すいません、こんな時に、ははは」

わたしの耳にはきこえませんでしたが、おなかが鳴ったのだと自己申告します。

「普段はこんな時間に空くなんてことないのに」

体内の巡りが良くなっているのでしょう。

「じゃあまた痛くなったら電話します」

実はすでに半年以上前の話なのですが、まだ電話はありません。

「電話番号の最後の４ケタ」

表情をすこしだけもち直しました。

「ははは」

上着をさっそうと羽織ります。

「０２７３（マツナミ）ですね」

治療院をあとにする足どりも、治療前よりずいぶんと勇ましくなっていたことをはっきりとおぼえています。

体験のことば

朝倉宏景（小説家）

ハリが体に入ることで、ツボがたしかにそこにある、そして、凝り固まっているツボがほぐれていくという感覚がたしかにありました。施術後しばらくは、ふわふわとのぼせたような感覚があったものの、全身の血のめぐりが良くなった実感とともに、翌朝はすっきり目覚められました。

体験のことば

おくやまゆか（漫画家）

施術後しばらくは自分の体が自分のものでないような、全身がゆるんだような不思議な状態でした。首を回すと感じていた妙な引っかかりもなくなりました。

鍼灸ってどのポイントがどのように痛いか気持ちよいかなど、自分の体のことが丁寧に明かされていく面白さがありますね。

年齢とともに体の不調があちこち出てきているのを日々の忙しさで適当にやり過ごしてきましたが、こうやって自分の体と向き合う時間を持つことは大切だなと思いました。

case.4

刺さないハリ

「イッツ」「んおー」「アウチ」「おうッ」「どひゃ」「イエィス」

ハリを受けて思わず漏れてでてしまう声には、100人いれば100通りあると言っても過言ではありません。これは声の個人差以前の感度の個人差でもあります。釘のように太いハリを刺されても全く動じぬ人がいれば、毛のようなハリで奈落に落とされたかのごとき悲鳴をあげる人もいます。

どの時点で人は反応を示すか——

「ぁぁぁぁぁぁぁぁぁあ?」「あ?」「全然痛くねえじゃんハリって」

——という感度には、個人差以前に、1個人の中にも100通りもの差が存在すると言っていいでしょう。

「しゅばっぐんづぁーもんどぃやぁーッ」

〝はじめてのハリ〟も感度を左右します。

「しゅばっぐんづぁーもんどぃやぁーッ」

わたしがこの患者さんを診てまず驚いたのは、このオリジナリティあふれる悲鳴でしたが

「しゅばっぐんづぁー」

すぐに感度の方の問題へと移っていきます。

「もんどぃやぁーッ…先生」

まだハリを刺していないのです。

「先生、先生！」

正確には、〝鍼管《しんかん》〟というハリを通すための管を、背中にあてただけなのです。

「きついです！」

日本のハリというのは、無痛をモットーにしていて、鍼管もその工夫の一つです。ハリをいきなり刺すのではなく、管を皮膚にあててトントン挨拶をしてから、ハリを中から通すのが常なのですが

「ムリです！」

〝挨拶〟の段階で新聞の勧誘のように断られたのです。

「自分にはムリです！」

このステンレス製のひんやりとした〝鍼管〟をハリと思いこんだようです。

「もっと加減して下さい！」

症状は背中のつっぱりということもあり、うつ伏せになってもらっているので、無理もないことかもしれません。

「ハリははじめてですんで！」

〝はじめてのハリ〟でもあるのです。

「でも……もう背中が軽くなってきた気がします！」

すでに効果を実感しているようなので、ハリをあててもいないことは

「気がします、っていうか、軽くなりました！」あえて言わないことにします……「あと何本くらいですか、先生？」

患者さんの錯覚ではなく、背中の深層のコリがゆるみはじめているのは事実です。

「……あと5本も、ですか」

幼児などにはハリではなく鉄やステンレス製のスプーンを背中等にこすりつけるだけで効果があるように、感度の高い大人にも十分であることはままあります。

〝刺すばかりがハリだと思うでない、物くさ太郎よ〟

と初代の松波太郎もやや自虐の意も込めて後代に言い残していることでもあるのですが

「……なかなかの荒療治ですね、先生」

この患者さんの場合は、本当に管を置いているだけです。

「……治るために、頑張って耐えます」

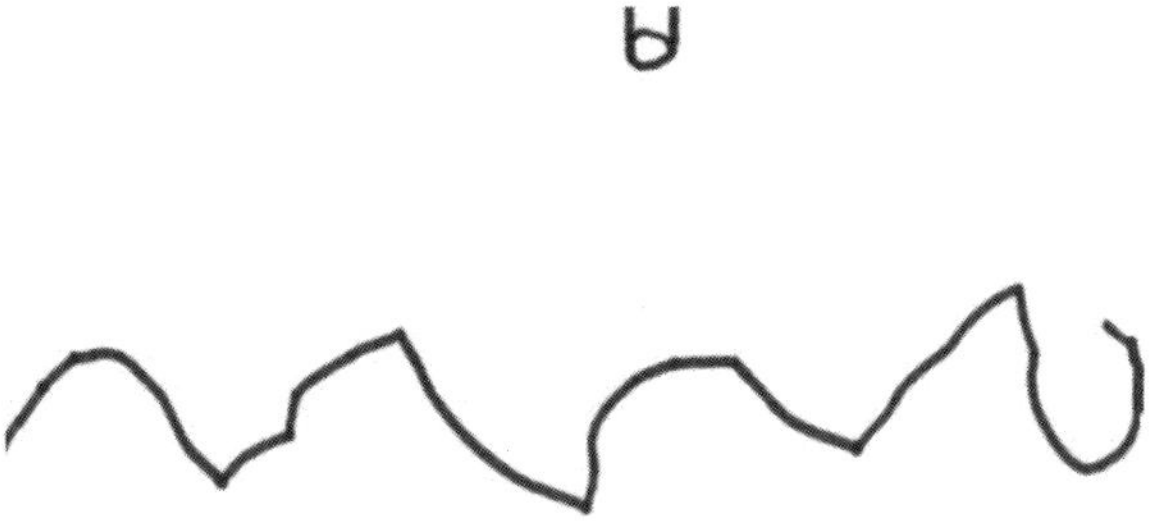

こすりつけてもいません。

「しゅばっぐんづぁーもんどぃやぁーッ」

肌の上にかざしただけで悲鳴をあげることもあります。

「しゅばっぐんづぁー」

置いたりかざしたりしている内に徐々に慣れが生じてきたのか
「ぐんづぁー」

声からも徐々にオリジナリティが失われていきます。

「づぁー」

若干の寂しさを感じるわたしの心情を体現するように
「゛あー」

凸凹の均された背中が寂然とした砂漠を思わせるようになります。

「あー」

治療を受けている気分だけで、筋を緊張させていた自律神経が整いつつあるのでしょう。

「あ……今のはあんまり痛くなかったです」

次回はちゃんとハリを刺すことになるかもしれません。

「やっぱハリって効くんすね！」

頼んでもいないのに自分で首・肩をぐるぐる回しはじめて
「すね！　すね！」

語尾を何度も反復しながら、背中のつっぱりの軽減を確信したようです。

「いやぁ、とくに一本目のはハンマーでどつかれたかと思いましたよ！」

と感嘆しながら、上着をさっそうと羽織り
「それでいくらでしたっけ？」

わたしの目を正視します。

「……何がです？」

「何が、って、治療代にきまってんじゃないすか」

実際のところハリは刺していないのです。

「……500円で」

鍼管を置いた時ほどの大声をあげて驚かれます。

「やっす！　きいた話と違いますけど！」

どうやらもともと知人から教えられて来たようです。

「何で？　キャンペーンとかすか？」

ハリは痛いという先入観も植えつけられていたのでしょう。

「……はい」

キャンペーンの内容を考えながらそらした視界の中に、鴨居に掛けてある先代二人の遺影が入ります。

「……当院はちょうど開院62周年と4ヶ月でして」

へえ、なんか中途半端な時期を記念するんすね、と独りごちながら
「でもやっぱ伝統ってすげえんだ、全然寒くねえもん」

最後は感度もなだらかになってきていることを実感しながら、外に出ていきました。

体験のことば

戌井昭人

（小説家・劇作家・俳優）

〈やいとやいと〉

普段はサウナや銭湯に行った後にマッサージを受けたりしています。マッサージは、下手な人に当たると、施術中は、ずっと後悔しながら受けることになります。針も同じで、いままで何回か受けたことあるのですが、「なんかソコ違う」といったところにブスっと刺されると、針の刺さった状態で後悔しっぱなしということになります。

しかし、松波さんの針は、そんなことはまったくありませんでした。というか、「ソコ！　まさしくソコです！」と叫びたくなるくらい、ピンポイントでプスリと刺してくださるので、気持ち良いことこの上なしでした。

さらに、身体の仕組みなどを説明してくださるので、いま刺した針は、どのように効いてくるのかよくわかり、不思議な楽しみもありました。

特に、針の上に灸をすえていただいたときは、極上の温泉に浸かっているのかと思いました。そして、すべて終わったとき、身体がポカポカして、軽くなったような気持ちになりました。どうもありがとうございます。

でもって、わたしは、「どろにやいと」という小説を書いています。主人公は、鍼灸師ではなくて、背中に灸を背負い、全国を訪問販売をしている男です。

題名の「どろにやいと」の「やいと」とは「灸」のことで、つまり、泥に灸をすえてもどうにもなんねえぞということで、「無駄だぞ」「効果ないぞ」という意味なのです。でも松波さんのやいとは大変効果があり、わたしは泥人間ではないということを改めて確認した次第です。

case.5
点・灸

　もう四、五年前になるでしょうか。慢性的な腰痛をかかえて来院されていた方の中に大学の四年生になる女性がいて、きっと就職活動などのストレスも症状を悪化させているように見越して、〝べつに急いで将来をきめることなんてないさ〟などと人生の先輩ヅラしてアドバイスめいた言葉を送っていたのですが
「ようこそ」実は大学に入学する前から就職先は決まっていた……というオチのつく何とも気恥ずかしい思い出があります。「いらっしゃいまし……あぁ、先生」

　開館八十年になるという旅館のおかみの座にすぐについた後も、こうしてわたしに往診を依頼してくれるのです。

「どうぞこちらのお部屋に」

　と客のようにも扱って一泊させてくれるので、自分にとっても半年に一度ほどの癒しの場になっています。

「……どうも」

本来は自分の治療院は往診は行っておらず、定休日を利用して来ているのです。

「お風呂は一階の……」とすでにこれまで何度も説明してくれている温泉に早速つかり、少し仮眠をとったところで、部屋の鶴とも鷹とも言えない架空の鳥類が描かれている襖をコッコッつつく音がしてきます。「先生、お願いします……」

〝おかみ〟の方の業務が一段落したということでしょう。着物からジャージにすでに着替えてきています。

「……はい」たしか元々バレーボールかバスケットボールかをしていて腰を痛めたことを思い出しながら、今度は自分が〝おかみ〟のように部屋の中に迎え入れます。「……どうぞ」

すでに部屋を治療院の中と見立てて、布団を施術台のように広げて、勝手に窓を全開にします。換気扇は老舗旅館の客間の中にはないみたいです。

「先生、お風呂はいかがでしたか？」

「……気持ちよかったですよ」

などと他愛ないやりとりをしながら、まずはハリの方を全身の要所に打っていきます。

「それはよかった」

すでにこの方に対しては何十回と治療をしてきているので、馴れきっているのでしょう。

「……今も全身がポカポカしています」などとわたしの方も悠長に返しながら、治療を続けていきます。「……じゃあハリはここまでで、ここから灸に入ります」

ぐらいの案内は、先ほどの〝お風呂〟の案内のようにします。似た外観の旅館が建ちならんでいるからには温泉街ということなんだろうここでは、〝お風呂＝温泉〟なのかもしれないな……などと頭の方では引き続き悠長なことを考えながら、圧痛ポイントにもぐさというヨモギの葉の裏にある繊毛を精製した物を米つぶ大ほど置いて、線香を介して点火していく行為も1セットのように行っていきます。

「まだ足りません……」ポカポカしすぎて、少し頭もぼうっとしているかもしれません……「かね……」

それでも一応火を取り扱っているので、細心の注意は払う習性はすでに身についています。

「……じゃあもう一、二壮」ちなみに灸のことは〝壮〟と数えます。そのいわれまで今は頭で考えていられません……「……据えますね」

灸の述語も〝据える〟で定っていることについても今は考えたくありませんが、肌に至る八分目ほどで火を消し、ヨモギの香りのする煙を自然界に戻していくように窓の方に払うしぐさは、手が勝手にやってくれています。

「……ふぅ」

〝お風呂〟に浸かりすぎるんじゃなかった……

「……はぁ」

たくさんの効能がある温泉が職場の中にありながら、腰痛の方は変わらず残り続けているというのも、きっと今わたしがなりはてている状況にあるのでしょう。

「……えーと」

つまり、温泉は全身を温めてしまう。いくら半身浴などという用法が流行ろうとも、温泉を含めた〝お風呂〟全般は身体を面で温めてしまう。

「あぁ、だんだん温かくなってきた」

身体を面で温めてしまっては総じて水準が上がるだけのことで、腰の――もっと詳しいことを言えば、仙骨寄りの腰痛5番の右側にしこりのように奥で固まっている点だけを、

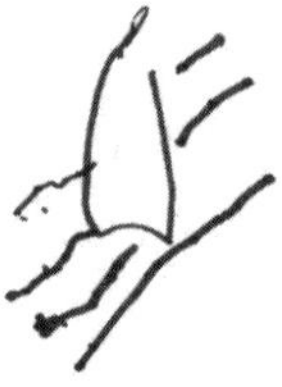

温めて引き上げることは難しい。

「だんだんと痛みの方も」一人ひとりが感じる〝痛み〟というのは、点としてとり残され続けるかつての大学四年生のような存在だったりします。「他と同じようになってきた気が……」

もしかしたら、一度も安泰といった心情にはなっていなかったのかもしれません。

「ありがとうございます、先生」

「……いえいえ」

「あぁ、また戻らないと」

〝おかみ〟にもいろいろあるんだな……と自分も〝おかみ〟になったような気分に浸りながら、治療後はわたしもすぐにその晩は寝つきました。体全体の疲労は大分とれているように翌朝感じましたが、どこか一点は残り続けている気がします……

「……朝風呂じゃなくて、自分で点灸でもしてからいこうかな」

ちなみに一壮一壮同じポイントに重ねていく灸のことを点灸と言ったりもします。頭もぼうっとした時にでも、誰かが考えたようなそのまんまの命名です……

「……ふぅ」

とりあえず足底の方に灸を据えていくと、頭の方の熱が下に引いていきます。

「……あッ」

ようやくそのしこりのような一点を思い起こしました。

「……いそいで帰らないと」

今日は午後からは通常診療にしてあったのです。

さいたまのハリとお灸　豊泉堂

ハリ

ハリは、体内にこもっている悪い熱を外に出し血行をスムーズにすることができます

お灸

お灸は、体内にこもっている悪い冷えのカタマリを外から温めてほぐすことができます

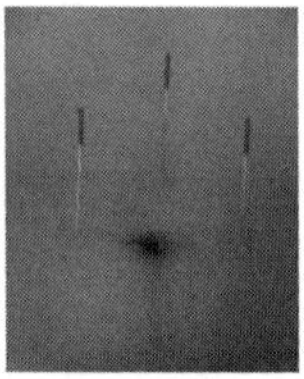

頭や首や肩や腰や手足の症状であっても、根本から改善するために全身にもハリとお灸をします。

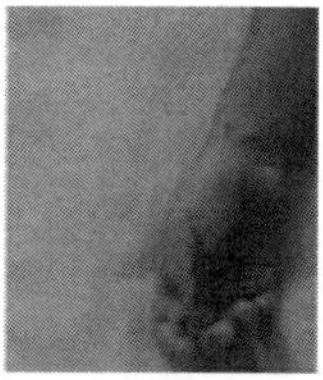

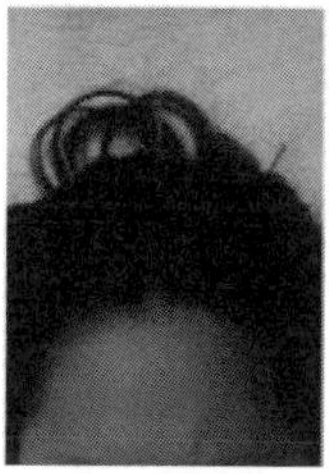

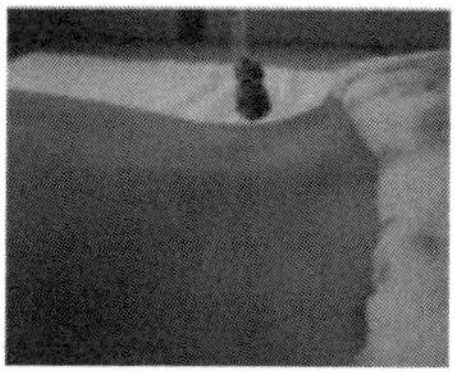

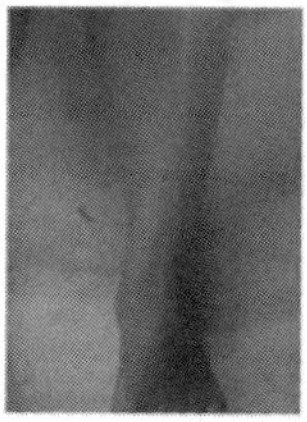

豊泉堂（ほうせんどう）はハリとお灸を全身にする治療院です。

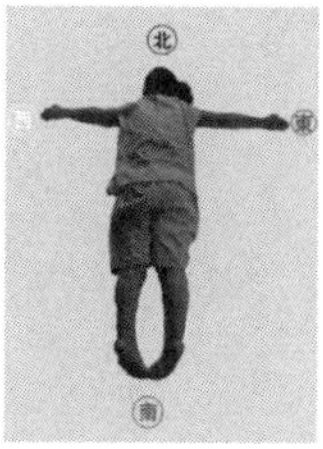

全身は東西南北でつながって一周しているので、特定の部位だけを治療することはありません。

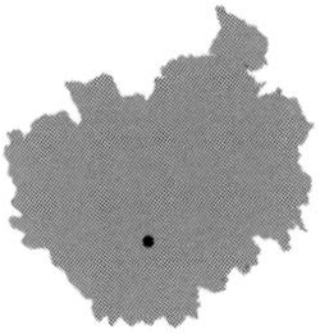

さいたま市の中央寄りに位置していますが、市内全域はもちろん、他の地域からのご来院も歓迎いたします。お気軽にご来院ください。

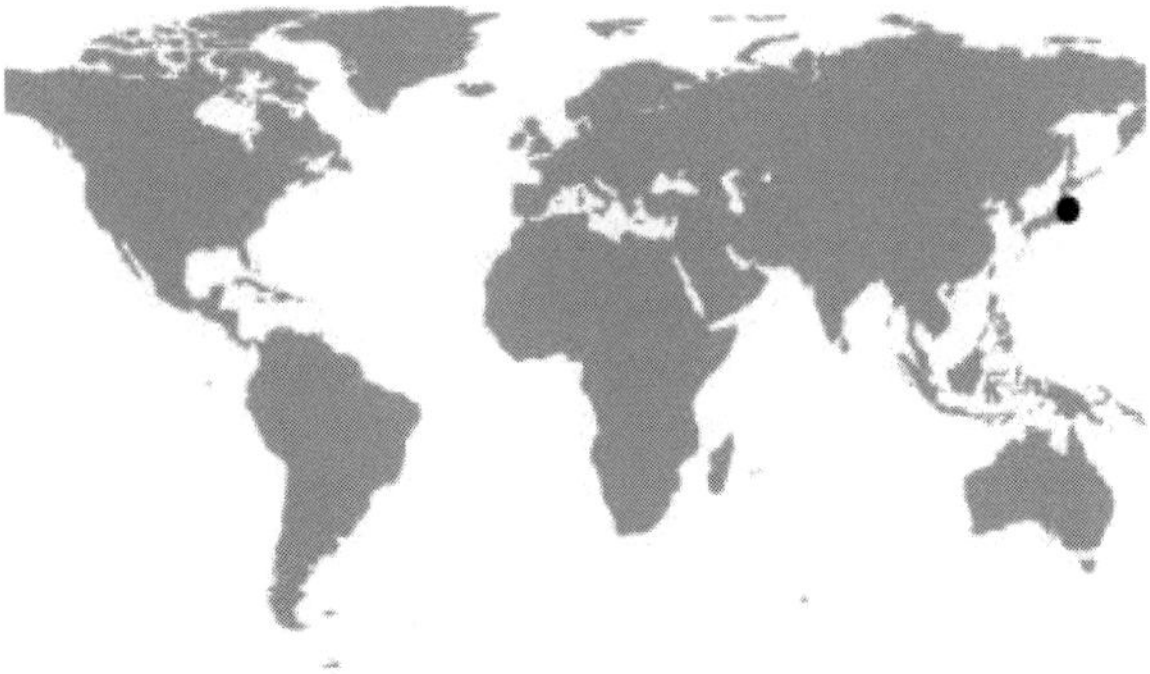

case.6 肝は青い？

何を根拠にしているのかわからない所もあるのですが、東洋医学の世界では患者さんの体の色と臓器をセットにしてとらえる習慣があります。根拠をたずねようにも、もう何千年も前からのことのようですし、残っているのはこちらに有無も言わせない文献のみです。大体こんな感じの文言です。

以五色命蔵、青為肝、赤為心、白為肺、黄為脾、黒為腎。

（『黄帝内経 霊枢』五色篇 第四十九）

なぜ心に異常があると赤くなるのか？　なぜ脾に異常があると黄色くなるのか？　なぜ肺に異常があると白くなるのか？　なぜ腎に異常があると黒くなるのか？　といった疑問の答えは、日々いろいろな患者さんのお体を診ていると、何となくわかってきます。

「……ずいぶん赤いですね」

きっと心臓に負荷がかかっていて血圧も高いから、色も赤くなっているんだろうな……

「……ちょっと白いですね」

きっと呼吸も浅くて熱をため込むこともできていないから、白くなっているんだろうな……

「……ちょっと黄色いですね」

きっと消化がうまくいっていないから食欲も落ちて、肌の色も黄色や土色みたくツヤを失っているんだろうな……

「……若干黒ずんでますかね」

きっとうまく排泄することができなくて、腎の機能も落ちて、黒っぽくなってきているんだろうな……

「……では治療に入りますね」

といった具合に、そのまま色を一つの診断基準として治療に入っていくことも少なくありません。

「……腎にちょっと負荷がかかっているようですので、その高さの背中に」そのままその臓の高さにコリ等が生じていることが多いのです。「……ハリを打ちますね」

「ジン？」

ときき返されて、腎臓の〝腎〟です——という漢字の説明はしますが、腎がそのまま腎臓だとはけっして言いません。

「じゃあ腎臓のこと？」

東洋医学における〝腎〟は西洋医学の〝腎臓〟よりも範囲が広く、位置的には腰から陰部の方までを指します。

「……いえいえ」ですので、尿をつくるのみならず、尿をためこんだり出す器官の機能や生殖機能も有しているのです。「……腎です」

「腎」

「……そう」色が黒いからあなたは腎臓が悪い——などという診断の権限がわれわれ鍼灸師には法的には与えられていないことももちろんあります。「……腎どまりです」

他の〝肝〟・〝心〟・〝脾〟・〝肺〟についても同様なのですが、この先頭の〝肝〟についてはいまだによく根拠がわかっていないのです。

「……やはり、腰の位置も若干黒ずんでいますかね……」何故〝肝〟に異常があると〝青〟くなるのか？「……腰痛もありますか？」

内心では〝肝〟のことをこれまでに何十回……いや、百回以上かもしれない時と同じように考えながら、とくに発言の方は何も考えずに質問を続けつつ、ハリを打っていきます。

「ピンポーン！　すごいですね！」べつに何らすごいことなんかありません。すでに何千年も前に存在していた文言の通りにやっているだけのことです。「当たりです！」

「……そうですか」

「あれッ」

「……どうされました？」

すでにハリは刺して抜いてあります。

「あれれッ！」

治療はシメに入っています。

「……痛かったですか？」

体が重だるいと言っていた主訴の症状が、一気に治った！　と言いたいわけでもないようです。

「当たったのに、全然嬉しくないんですか、先生ッ!?」

「……え」

「〝そうですか〟って、すましちゃって、このぅこのぅ」

しかしながら、口調からは治療前の重だるさはいくぶん軽くなり、顔や腰の色の黒も劇的ではありませんが、薄くなっていることは見受けられます。

「……はい」

このまま自宅にでも戻って安静に一日過ごしてもらえれば、きっと明日はもっと良くなっていくでしょうことを思いながら、会計に入ります。

「あれッ！」と再び声を上げます。「あれれッ！」とこの患者さんの口グセのようにまた続いていきますが、さきほどとは異なる事態のようです。

「そういえば、家に回数券忘れてきちゃった」と軽やかではあるけれども、内容は黒ずんでいる言葉を吐いていきます。

「だからあたしはバカなんだ、バカバカバカバカ」

「……回数券をお忘れになっても、こちらで記録しておき……」

「バカバカッ、あたしってほんとにおバカなのよ、こういうところが……」と黒い言葉を吐ききった後には、緑とも紫とも言えないような色の脈が顔全体に浮き上がってきています。動物のレバーの役割をもつ五臓の一つが亢進して、体内に散らばっていった全血流をいっせいに帰陣させようとし始めているようでもあります。

「救いようがない……」西洋医学で言うところの〝静脈〟というやつでしょうか……「おバカなのよ……」

「……いえいえ」

「おバーカ」

この臓に異常が出てくると、いわゆるイライラやカリカリが始まるようになります……

「だから、あの人にもバカ扱いされるのよ……」

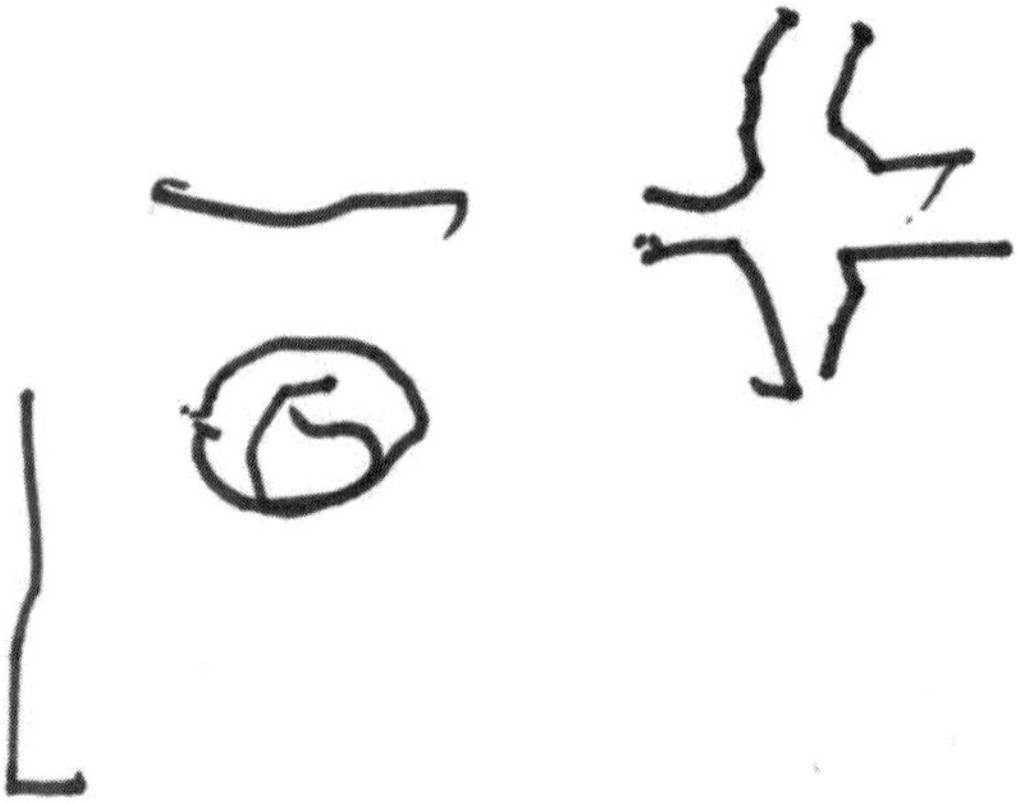

もしかしたら、もともとこの〝黒〟の下にはこの色が隠れていたのかもしれません……けっして赤ではない脈がさらに浮き上がってきています……

「……いえいえ、そんなことは」

「先生もそう心では思っているんじゃなくて？」

もしかしたらこの色を〝青〟と言うのかもしれません。

「そう言われて、先生の顔、青くなってるわよ」

体験のことば

上田岳弘

（小説家）

鍼灸治療はおろか、これまでマッサージ店にも行ったことがなかった。ただ、日帰り温泉施設のマッサージ機は好きで、だいたい200円ぐらいをがちゃんがちゃん入れて作動するマッサージ機に身を預ける。最新の機械はほんとにすごくて、え、そんなとこまで、え、こんな角度いけんの？まじで？と思うこともしばしばだった。

この度、松波太郎さんが、鍼灸治療院をはじめられるそうで受けに来いとおっしゃり、「すべての挑戦を受け入れろ」という祖父の遺言に従い僕は指定の場所に向かった。治療院自体は建設中とのことで、鍼灸専用のレンタルスペースでの施術となった。（それにしても世の中には鍼灸専用のレンタルスペースというものがあるんですね。初耳でした）

松波太郎さんには黙っていたが、実のところ僕はとても痛いのが苦手で、おまけに先々の想像までしてしまう方で（なにせ幼稚園生の頃、「予防接種」のお知らせプリントを配布されただけで泣いてしまった――というのが上田家では語り草になっている。その時のことはよく覚えていて「このプリントおかあさんに渡さなくていい？」と先生に何度も聞いた記憶がある）、針まみれになるのは正直戸惑いもあったのだけれど、それが挑戦であるならば受けねばならない。

施術（チューブに入った細い針を刺す）は胴体から始まって、頭、手足へと続いた。すこしチクリとし、その後にツボによっては皮膚の奥の方で熱がこもったような、鈍痛と呼ぶにも満たない感触がある。それは効いている証拠であるとのことで、中でも、こめかみが効いた。他の箇所は前述のとおり、鈍痛にも結実しない曖昧な感触だったのだけど、そこだけはじんじんとしびれる。けれど嫌な感じではなくて、むしろ確かに効いているなというふう。時間が経つとその感触もなじんできて、適度の熱さの温泉につかっているような気分になった。最後に手や腰に軽く灸をすえてもらって、針を抜き施術は終わった。

効いていた箇所の感覚がしばらく残った。日常生活で変な風に力が入っていた場所が、なぜだかよくわかった。帰り際「血行が良くなっているので、凄く酔うと思うのでお酒は控えてくださいね」と言われた。帰り際駅前のコンビニでビールを買って飲んでみると、確かに酔いがよく回った。

case.7 文体

> 三日程前から背中の痛みを覚え出し、その痛みの事ばかり念頭にあるが故、四六時中休まらず、夜間も寝付けぬ状況に陥っておりますので、何卒治療のほど宜しく御願い申し上げます。

という一字一字の字面のインパクトが強すぎて、内容の方が全然頭に入ってこない……

「……えーと」とりあえずわざとこのような字を書いているのか否かを確認しておくことにします。「……わざとではないですよね？」

「わざと？」

何が？　という表情もうかべているので、きっとわざとではないということでしょう。

「……いえいえ、何でもありません」

失礼いたしました……とボリュームを下げながらつぶやいて、今一度予診票に書きこまれた〝主訴〟の欄の中に視線を移します。

「……んー」

HBのシャーペンなのに5、6Bの鉛筆のように感じられる濃さと太さを備えた上にハネやトメやハライの一つ一つが際立っている文字同様に、どうやら内容の方もエネルギーの有り余っているような筆致になっています。

「……つまり」

「つまり?」

「……背中の痛みということでよろしいですね?」

「はい」と食いぎみに返してくるだけでなく、見つめ返してくる目にも圧力に近いエネルギーが感じられます……「もちろん」

すでに予診票に書いただろうことでしょう。

「……了解です」とわたしの方が患者のようにか細く語をつぎながらも、二、三、今のうちにたずねておくことにします。「……背中とはとくにどのあたりが……」

「全体です」拾い上げてくれるのです。「肩から腰まで」

「……なるほど」ととりあえず相づちを打ってみてから、原因についてもたずねてみます……「……ご自身で思い当たる原因などは……」

「ありません」

と一度きっぱりと返しつつも、やはりエネルギーが有り余っているのでしょう。ひとりでに三日前、四日前、五日前……と発症前の出来事を思い起こして話してきてくれます。

「三日前の夜は先輩と一緒に焼き肉の食べ放題に行き、四日前の朝はコンビニのおにぎりとパン、昼は同僚と一緒にビュッフェ、夜はラーメンで肉増し脂増し」

「……肉増し脂ま……」

「二郎系ですよ、二郎系」

と固有名詞まで出してきます……

「五日前の昼は家系ですよ、家系」

「……ジロー系……イエ系」

「あくまで〝系〟ですが」

と手加減してあげているようにも付け足してきていますが、いずれにせよずいぶんカロリーの高い食事が発症まで続いていたようです。

「……なるほど……ちなみに……」

「ちなみに？」

「……えーと……」

「何すか？」

「……お通じはいかがですか……」

「あんまり出てないかもです」

「……そうですか……」と返しながら、ハリを打ち始めます。「……運動の方は……」

「ん？」

ハリを打たれている時は比較的静かにしてくれているようです。

「……運動の方はいかがでしょう？」

と久しぶりに語尾がきちんと巻き上がるまで待っていてくれます。

「あ、イタッ」通常よりいくらか深めに多めに打っているということもあるのかもしれません。「えーっとっと」

「……はい」

「会社でずっと座ってパソコンのキーを打つのって」

同じ〝打つ〟といっても、ハリを打つほど一回一回エネルギーを使っているわけではないでしょう。

「……はい」

「運動になりますかね？」

内奥にこもっている熱を外に抜くようなイメージをもって、ハリを刺し入れる時よりも引き抜く方に集中していきます。

「……どうでしょうか」

体の不調にはざっくりと二つに分けて冷えか熱かが関わってくるのですが、この患者さんの場合は熱の方が悪さをしていたのでしょう……文体からもわかります。

「……どうでしょうか」

という言葉を今一度使い回して、感想をたずねてみます。

「けっこう強いハリですね」

それは事実ですが、このまま帰してしまっては体調を簡単に崩しかねません。

「え、まだ打つんですか？」

熱を抜いた穴が開いたままのような状態になっているので、やさしく金属のフタをのせるようにハリを数ヶ所にあてて、突き上げるように動いていた手首の脈もおさまってきた所で

「……はい」

治療終了です。

「最後はやさしめでしたね」と患者さんも若干やさしめの口調になって、すっと立ち上がります。「あ、トイレ行っていいすか？」

と〝で〟抜きのフランクな敬語を言い放って、いくぶん軽くなった足どりでトイレに駆けこんでいきました。

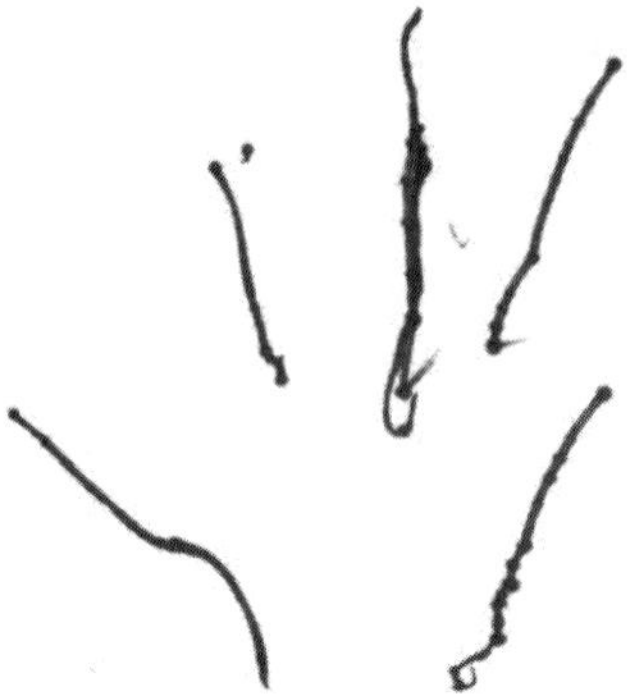

「先生」もしかしたら会社の昼休み中とかだったのかもしれません。トイレの中から声を出して、領収書の発行を先に促されます。「〝取材費〟って書いてくれますか？」

「……あぁ、はい」

「個人名じゃなくて」

「……え？」

トイレの中からということで、よくききとれないということももちろんあります。

「会社名なんで、今書きます」

「……今書く？」

「紙ありますか？」

トイレットペーパーのことを指しているくらいの時間を経てようやく出てきて、すぐさま受付の台の上のメモ帳に持参のペンで書きつけます。

「これが会社名です」

いそいで書きつけたということも多少はあるの

でしょう。

株式会社　モリモト商会

その会社名の通りに、今度はわたしが領収書の宛て名の欄に書きつけます。

「……えーと……」

ハリを打つ〝運動〟をしすぎて、今はわたしの方が体調を崩しはじめているのかもしれません。

「先生」

「……はい」

「字ぃ、ちっちゃ」

「……はい」

「そして、うっすぅ」

株式会社　モリモト商会

体験のことば

大木萠

（映画監督）

〈いつになるのか〉

10年くらい前に制作会社に勤めていたAD時代、四ツ谷の鍼灸院（あるいは鍼灸の学校だったかもしれない）を取材し、20分くらいの番組を作ったことがある。

その際に被験体をサーモグラフィーを通して観察するくだりがあり、下っ端ADだった私とアシスタントプロデューサーのK女史がその被験体として選ばれた。冷えこむ冬の日で、指先はいつもより余計に冷えていた。

取材対象として施術してくださったのは、鍼灸組合？のような組織の偉い人のような感じの先生だった。手足の冷えが酷い私を、先生は「驚くくらい改善されると思うよ」と言って黙々と鍼をさしていった。内心、痛いかもしれないと思っていたが、痛みは全く感じなかった。K女史も同じ場所に鍼をさされ、いよいよサーモグラフィーで観察が始まった。

青かったK女史の指先はみるみるうちに赤く染まり、K女史は興奮気味に凄い凄いと繰り返していたが、私の手はまったく色の変化がなかった。先生は「頑固だね」とつぶやくと、鍼を追加した。一向に変わらない。更に追加された。少し黄色くなったかなという感じだったが、先端は青いままだった。しばらく時間をおいても私の指先は青いままであった。

時間がなかったので、足の治療に移った。お灸も施されたが、私の足が赤くなることはなかった。

先生を怒らせてしまったかなと心配になり、おそるおそる様子をうかがうと、先生の表情は意外にも輝いており、腕捲りをして私の足先を触ったりして熱心に観察していた。しかし結局その日、私の冷えが改善されることはなかったのである。

撮れ高に達し、取材は終了した。別れ際に先生に言われた「絶対にきみを温めることをあきらめない」という言葉が、なぜかいまも胸に残っている。

そしてこの度、松波先生から診療体験の依頼を受けたのは運命の悪戯としか言いようがない。遥かな時を超え、ついに私の冷えが改善される時がきたのだ！今度こそは！

——ところがその当日、私は完全に治療の約束を失念しており、のん気に帰宅してしまっていたのであった。松波先生からの連絡を受け、ようやく思い出すも、既に横浜の自宅に到着しており後の祭。松波先生、申し訳ありませんでした。

結局、未だに松波先生の治療は受けられていない。もうこうなったら、開院したら一番に予約するしかないのである。

目まぐるしく、多忙で、情報過多なこの時代、ついつい約束を忘れてしまうこともあると思う。皆さんはぜひ、このようなことがないように受診日はしっかりチェックし、万が一やむを得ない事情でキャンセルする場合は必ず前以てご連絡をして頂きたいものである。友人や恋人との約束は忘れても、治療院の予約だけは忘れないでほしいと願い、冷えこむ冬先の夜に筆を置く。

case.8
メイゲン

「いったいどうなってるんだいッ！　どうなってるんだいッ！　どうなってるんだッ！　どうなってるんだッて！　どうなってるんだよッ！」とさらに強まっていこうとする口調を耳にして、わたしは最初電話のかけ間違いではないかと思いました。「どうなってるんだッ！　おいッ！」

それともそっち系のひとか……

「……あのぅ」

と、わたしは取り立てに来られるような借金はしていないし、開業時はいくらか借りていた公的な金融機関からの資金もすでに返し終えているし、ここも土地の権利がグレーになっているような場所ではないことまで続けて言おうとしたところで

「おいッ！　しりが痛てえんだよッ！」と電話口の相手の方が一方的に話を進めてきます。

「しりがッ！」

「……しり」

「しりだよッ！　お・し・りッ！」まだこの電話の主旨はわかっていませんが、どうやら間違い電話ではなさそうです。「肩にいろいろやってもらったのによッ！」

そして今日診た患者さんのようです。

「……あぁ」

肩の痛みを訴えて来院した患者さんの見目形を声から逆算するように思い出して、たしか70代後半だった年齢の予診表の記述も思い出していきます。たしか〝会社員（嘱託）〟と職業欄に記述していた方です。

「〝あぁ〟じゃなくて、しりが痛くなっちってんだよッ！　帰って一眠りしたらッ！」

すでに閉院時間はすぎています……

「いったいどうなってんだよッ！」というクレームじみた疑念は、自分自身の体にかかっているようにもきこえてきます。「いったいどうなってんだッて！　オレの体！」

「……はい」

「〝はい〟じゃなくてッ！」

「……あぁ、えーと」〝すいません〟はまだ言うつもりはありません。予診表の下にも注意事項としてきちんと書いてあることでもあります。「……それで、肩の方はいかがですか？」

「肩ッ？」

「……はい」何で？　という感じできき返してきたので、当初の主訴を思い起こしてもらうように促します。「……肩の痛みを主に訴えて来院されましたよね」

「そりゃそうだ」

もちろんその事実はこの男性も忘れていないでしょう。

「……今でも〝ジンジン〟と書いてあったはずですし、口でもそう訴えていたはずです。……と痛みますか？」

「ジンジン？」と他人事のように一度とぼけてから、まぁそうだな……と独り言のように落としたボリュームと同じくらいの空気音がしてきます。「んー」

ジンジンというようにもだんだんときこえてくる音は、肩でも回してあたりの空気を割っているせいでしょうか。

「痛みは今はほとんど感じねぇかな」

ということは、予診表の注意事項に記してある④のパターンでしょう。

①　それまで動かなくなっていた血行が堰《せき》をきったように巡りだし、一時的にだるくなることがあります。
②　症状が一時的に悪くなることもありますが、たとえばそれは風邪なら普段は三、四日かかる所を一、二日で治そうとする力が付いてきたように、周期を短縮するため

のものです。

③　一時的に貧血を起こすこともありますが、それも血行が急に巡りだしたせいですので、足を少し上げた姿勢で横になって頭にのぼった血を下げ、しばらく安静にされてください。

④　一番目の症状が消えたことで、それまで隠れていた二番目の症状を自覚し始めることもありますが、症状そのものは一番目より軽くなっているはずです。

⑤　当日の体調や体質によって毛細血管が張り巡らされ、内出血を起こしやすい方もいらっしゃいますが、一、二週間ほどで消えていきますのでご安心ください。

これら5つをまとめて東洋医学的にはメイゲンという言い方もするのですが、一般の方には通じない単語でしょうし、わたし自身もなかなかすぐには書けない漢字なのです。

「……ですよね」〝瞑眩〟という漢字だったでしょうか。「……ええ」

瞑眩と書いて〝メンゲン〟や〝メンケン〟と読むようだった気もしてきます……

「〝ですよね〟？　〝ええ〟？　だとぉ？」

わたしの発言自体もメイゲン（迷言）のように扱ってきますが、あきらかな好転反応の一つです。

「副作用っつーやつじゃねぇのかぁ？」〝副作用〟ではありません。「こんな話、きいてねぇぞぉ」

おそらく予診表の注意事項には目を通していなかったのでしょう。

「……それは副作用ではなく……」治療後に軽快そうに肩を上げ下げしている姿を目のあたりにして、口頭で言う必要もないようにわたしが判断したことは事実です。「……好転反応の一つで……」

「コーテン？」

「……えーと」なかなか口頭で説明するのが難しいことも事実です。「……体調が良くなっている反応の証拠です……」

きっとこういった所にも、東洋医学がなかなか万人にまではウケていない理由があるように感じられてきたので、言葉での説明をいったん諦めることにします。

「……ジンジンですか？」〝音〟に切り替えます。「……そのお尻の痛みは？」

「ジンジン？」

「……肩の方は〝ジンジン〟でしたよね？」

「あぁ、そうだなぁ」と語尾をのばしながら、返事のみならず、音の表現もさぐっているようです。「そうだなぁ」

「……ええ」

「シンシン、つー感じかな？」

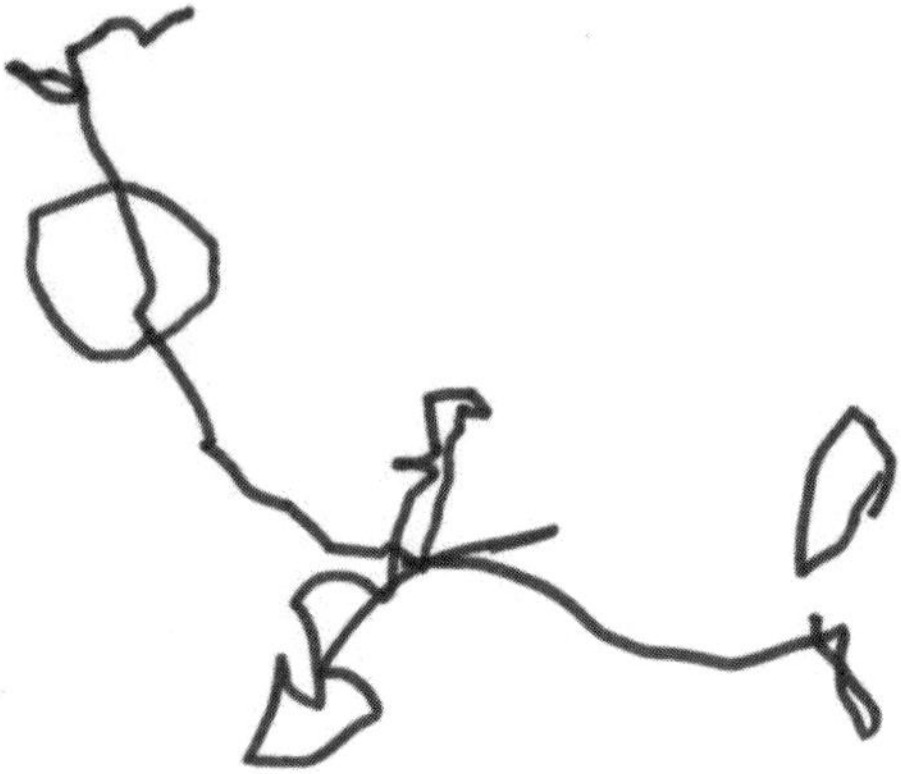

「……シンシン」高齢もあるのでしょうが、尻（臀部）につながる坐骨神経が慢性的に圧迫されているのでしょう。尻の痛みを軽くしたら、今度はヒザや足首の痛みを訴えだしかねません。「……濁点はとれましたね？」

「濁点？」

「……ジンジンではなく」

「あぁ、まぁ。そうだな」とようやく納得してきてくれているようです。「今こうやって子機も持てとるしな」

「……子機」

電話の形状については察しかねますが、今このように治療当日に長電話をできているのですから、①②③⑤は問題なさそうです。

「……次はもう少しハリの数も増やしますね」初回ということに加えてご高齢ということもあって、たしかにハリの数は抑えていたのです。「……

ヒザや足首に関連するツボにも打ちましょう」

「ヒザや足首？」

再びメイゲンのように扱ってきますが、〝迷〟が〝名〟の字であるような可能性も一抹残してきます。

「……そうですか」

「ヒザや足首も二番目三番目くれぇに痛えんだよ」

「何でわかったんだよぉ？」

「……いえ、なんとなく」

「そうだなぁ」

「……ん？　あぁ、はい、またそれですか……」

「ツンツンと」

「……ツンツン」

「チクチク、つー感じかなぁ」

「……チクチク」

チクチクにまで、わたしはハリをチクチクと当てていくべきなのでしょうか……東洋医学は〝音〟でも難しい所があります。

体験のことば

太田靖久

（小説家）

ハリとお灸の治療を受けるのが初めてだったので、松波院長の腕前がどれほどの印象だったのか、他と比較して語ることができません。そのためどうしても主観的な感想になりますが、端的にいうと、松波院長の治療は私にはとてもしっくりくるものでした。

松波院長はリズムを一定に保てる方であり、また、他者のリズムに合わせられる優しさと勇気とを有した方です。こちらが奏でる音楽に耳を傾け、それを理解したうえで、自然な形でグルーブに乗せてくれます。

雑然とした日々のせいで散らかっていた私の思考や肉体や欲望や感情や魂が、その治療中におだやかに束ねられ、鎮められていくのがわかりました。それは適度な気だるさをともなう感覚であり、とてつもなく巨大な何かの中へゆっくり沈んでいく心地でもありました。

きっと私たちは土から誕生し、たくさんの喜怒哀楽を経て、再び土に還っていくのでしょう。

治療が終わって帰宅した私は泥のように深い眠りに落ち、その後の目覚めは生まれたてのように新鮮でさわやかでした。

case.9
逆子

そう頻繁にあることではありませんが、ヒトの人生に一度か二度あるかないといったケースには必ず鍼灸院をたずねてくることがあります。

「ちゃちゃっと据えてほしいんですが」鍼灸院というより、このケースにおいては灸院で構わないような口ぶりです。「シインってツボに灸を」

特定のツボに灸さえやってもらえればどこでも構わないというような口ぶりで入ってきて、すぐにベッドに横になります。

「そこ、そこ」妊婦さんということもあるでしょう。旦那さんと思しい男性が院長のように勝手に横にならせてから、わたしを助手のように扱って簡単に事情を説明してきます。

「妊娠30週目で、エコーの検査で逆子と診断されているんで」

という言葉だけで説明は十分だろうと言わんばかりに、あとは黙ってわたしの一挙手一投足に注視し続けます。

「……28週目くらいまではまだ胎児もおなかの中ではぐるぐる動き回りますが」などと念

のためわたしの方で事実関係をつぶやきながら、間違っていることがあれば否定してもらうようにします。「……それ以降は大きくなって動かなくなってきますからね」

灸を据えはじめているわたしの手にも、灸を据えてこようとするような熱い視線を感じ続けます……

「……ええ」それも初代と二代目の遺影が掛けてある南西の方角からの日の光を伴った視線なので、本当に自分は師匠や神々しい存在に見張られているような気分にもなってきます……「……ここで合っているよな」

と自分の耳にのみ届くくらいのボリュームにして、シインというツボの位置についても改めて確認したりもします。

「……足の第5指外側爪甲根部、爪甲の角を去ること1分《ぶ》……」

要は、足の小指の外側の爪の根元から横に1分離れた位置のことです。

「……合っているよな」

と引き続きつぶやきながら、灸を一壮一壮丁寧に据えていきます……モグサを二本の指でより出し、反対の手の二本の指で先っぽをつまみ取って、ツボの上に置き、線香を介して火を点けていく……

「……大丈夫、大丈夫」

と自分を鼓舞しながら過ごしていた修業時代を思い起こすように、左右のシインのツボ

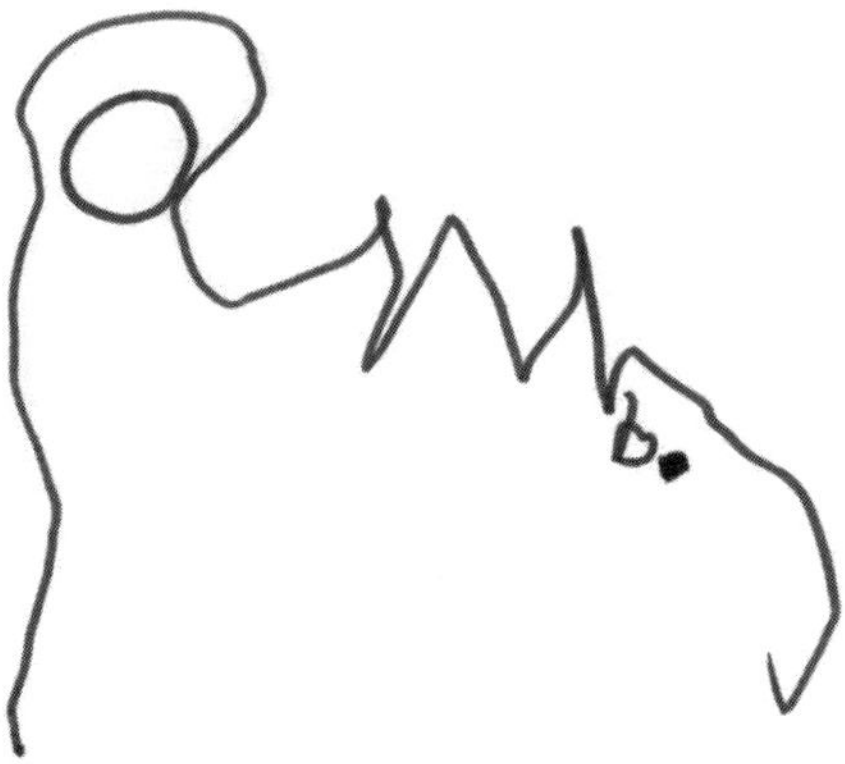

に5壮ずつ据えていきます。前々回か前々々回のショートショートの中でもお伝えした通り、灸の回数を数える単位は壮です。

「……一壮一壮温かくなってきてる」強〝壮〟や〝壮〟健といった所から来ているのでしょう。「……大丈……ちょっと足りなくなってきたな、モグサ……」

モグサとは、よもぎの葉の裏にある繊毛を精製したものです。

「……よし」

〝至陰〟という漢字をあてる足の末端の中でも最末端に位置しているようなツボに、モグサを置いて燃やすだけで、何故妊娠中の女性の子宮内の状況が改善されるのでしょうか？

「……これでよし、と」

骨盤位をとっていた胎児の位置が正常に戻るのでしょうか？

「……うん」

逆子が治るのでしょうか？　という施術者であるわたし自身がまだ呑みこめていないメカニズムをすでに熟知しているかのように、久しぶりに旦那さんと思しい男性が口を開きます。

「いいね、いいね」とやはり師匠じみた口調のまま、いいんだよね逆子には、と続けます。

「逆子には至陰だそうだから」

〝至陰〟という漢字も知っているような口ぶりです。

「陽から〝陰〟に〝至〟るちょうど通過点にあるツボだそうだから」

それでも〝だそうだから〟という伝聞調ではあります。

「足の血行も良くなるのだそうだから」

もしかしたら何かの医学論文でも読んで来たのかもしれません。

「子宮動脈と臍帯動脈の血流量も増えるのだそうだから」

おそらく別の物でしょうが、この治療院の待合室の本棚にも至陰の効能を伝えた論文を載せた雑誌が一冊置いてあります。

灸療法開始前の超音波検査の結果について胎盤付着部位は子宮前壁が13例、後壁が10例、底部5例で特徴的な分布はみられず、羊水量は全症例において正常範囲内だっ

た。灸療法に対する同意を得た後、一日一回約30分間灸療法を施行した。経穴は左右の三陰交、至陰および湧泉の計六カ所を採った。（中略）選穴理由は、至陰は足の太陽膀胱経の井穴で古くから胎位異常の矯正に用いられている経穴で、至陰の一穴のみの灸でも効果があると言われている。（中略）灸療法の前後で超音波検査を行い胎児の位置を確認し、頭位にもどったところで灸療法を終了した。

結果

灸療法開始時の妊娠週数は27〜34週、平均30・6週、治療終了時の妊娠週数は27〜37週、平均32・1週だった。頭位に矯正することができたのは25例、矯正できなかったのは3例で矯正率89・3％だった。頭位に矯正することができた25例について検討を行った。矯正まで施行した治療回数は1〜18回にわたり、1または2回で矯正できた症例が最も多く13例で、3回から6回は8例、そして11回目で3例、18回目で1例が矯正できた。その平均は4・1回であった。なお、灸療法施行中および施行後の陣痛様の痛みや出血などの早産に関連した症状を起こした症例は認めなかった。すでに分娩に至った19例において骨盤位矯正後、再び骨盤位に戻った症例はなかった。頭位に矯正され分娩に至った19例は36〜41週、平均38・5週であった。前期破水のため35週6日で分娩となった1例の他は18例すべて満期経膣分娩であり、うち吸引分娩は3例であった。

『日本東洋医学雑誌』第45巻 第2号 345―348頁
「骨盤位に対する灸療法の試み」藤田保健衛生大学

もちろん西洋医学的にも古《いにしえ》より続く至陰のメカニズムは解明しきれていないようなので、このような統計をとったのでしょう。実に九割近くの逆子が治ったということになります。

「どうだい？　体の感じは？」とずっと口を閉ざしていた奥様と思しい女性にも、師匠のような口ぶりでたずねていますが、本人からしたら別の自覚なのかもしれません。「治ったかい？　治ったか？」

「治ったかはまだわからないけど」

「そうだよね、そうだよな」

「足の先っちょが温かくなってきたかも」

「そうだよね」

逆子になりやすい妊婦のかたに血行不順による冷えが多く診られるのは事実です。

「そうだよな」とわざわざ威厳的に言い直しつつ、女性のおなかの中の方にも手を触れて、同様に語りかけていきます。「まだ上を向いてんの？　向いてんのか？」

〝父親〟という自覚なのでしょう。

「まだ出てきたくないってことだよね？　だよな？」

いずれにしても、少し違った方向をまだ向いている〝父親〟のように感じられます。

「まぁまだいいさ、いいぜ」

きっと〝父親〟という位置がぶれずに安定する頃には、お子さんの位置の方も出口に対して頭が向いてくるように思われます。

「ぼくも、オレも、もうちょっと準備したい、してぇから」

逆子の灸はできれば継続的に受けてもらいたい治療の1つです。

体験のことば

加藤秀行

（小説家）

「いえ、加藤さんだけでしたよ、お灸を選んだの」

「……」

笑顔の松波先生は白衣を着て、キャスター付のトレーに屈みこみながら、ライターをカチカチいわせて火がつくか試している。

仕方ない。仕方ないのだ。生まれつき皮膚が弱く金属アレルギーなのだから。

「尖ったものが体内に入ることを想像するだけで痛みが走りそうでちょっともう駄目だと思って」

なんてとても言えない。ほかの小説家や漫画家は想像するだけで痛いと思わなかったのか。絶対、思ったはずだ。裏切り者たちめ。

しかも社会的関係性（見栄）に縛られてもはやベッドの上から逃げ出せなくなったこの瞬間、初めて気がついた。

「お灸を据える」って「痛みを他者に与える」って成句じゃん。与えられるの、俺じゃん。「鍼を打つ」が痛みの文脈で使われるの聞いたことないし、実は「痛み：鍼＜＜＜灸」なのでは。

「あれー、つかないな。ちょっとお待ちくださいね」

ライターを取替えにバックヤードに入る松波先生の白衣の裾を見届け、うつぶせで寝転んだまますぐさまメタリックなキャスターの上に置かれた様々なお灸たちをじっと眺める。

ピップエレキバンみたいなのもいれば、線香ぽいのも、とろろこんぶを三角形につまんだようなのも、形状はさまざまだけど一様に茶色か線香色で、いかにも実力派、というういでたち。要するに痛そう。

何故気付かなかったのか。言えない。「やっぱ鍼で」なんて厚顔な台詞、いまさら言えない。

お灸の用品、高そうだもの。一人だけ無駄に原価かかってるし。鍼ならば松波先生の腕一つ、鍼、消毒液ぐらいで行けたはずなのだ。それなのに。

「行きますね」

うつぶせで見えないけど笑顔の松波先生は手早く、(見えないけどきっと)正確に、やつらを配置していく。

カチ、と体の表面数センチに数百度に達するであろう火がつけられていく。

無限の後悔が渦巻く中、静かにお灸が据えられていく——

……あれ?

「どうですか?」

「……なんか、あったかいです」

そう、ぜんぜん痛くない。じんわりといくつもの熱が全身に複雑に触れる。心地よい。全身が弛緩していく。

これは正解。自分は正解を引いたのだ。ほら見たか。茶色たちが燃えていく匂いもなんだか芳しいぞ。

「次、鍼っぽいお灸いきますねー」

「え。それって」

「鍼みたいに鋭く打ち込む灸です」

カチと火がつく音が背後でする。一秒、二秒、三秒……痛っ！　悶えると即座に松波先生が取り払う。

鍼じゃなくて針だよこの痛み。局所火傷だよ。熱痛いよ。

「やっぱりふくらはぎですね。特に左。背中も熱がこもってる部分があるんでしっかり逃がしていきましょう」

鋭い灸が打たれるたびに蛙の解剖みたいに全身がビクッと反応するうつぶせの自分。ビクビク。

表面から深い所まで全身に熱の塊を打ち込まれ、鬼火に囲まれたように身体を熱くして夜の駅に向かった。

＊

その日は帰ってすぐ寝て、三時に目が覚めた。

真っ暗な中、ウォーターサーバーから水を注ぎ、飲んだ。

流れ落ちていく冷たい水。少し火照った皮膚の表面に触れる空気のそよぎ。冷蔵庫の低音。

鼻が通る。冬の夜の匂いがする。

全身が目覚めていて、いま生きている、という感じ。ガラスのコップから水を飲み干して、また寝た。

case.10
浅いハリ —— 深いハリ

「浅すぎて何にも感じないようなハリにカネなんて払いたくないし」自分が患者としてハリを受けていた頃のお話です。今回はかなり個人的なお話になると思います。「深すぎて痛い拷問みたいなハリなんかわざわざ受けたくないし」

今思うと、かなりワガママな患者だったようにも思われてきますが、いろいろな鍼灸院に受けに行ったところで、自分の体質に合うハリが見つからなかったのだから仕方がありません。

「だからハリはいつまで経ってもマイナーなままなんだ」

というようなハリに対する大方の世間のイメージにも理解を示しつつ

「でも、いつまで経っても残り続けてはいるんだよな」

というような事実には目を背けるわけにはいきません。少なく見積もっても二、三千年以上は残り続けているのです。

「あぁ～♪　やっぱりハリは効くなぁ～♪」というように歌でもうたいだしかねない調子

で絶賛する人も、ちらほら目の前に現れてくることもあります。「カゼにも効くし～♪筋肉痛にも効くし～♪」

というようなあんばいの賛辞を耳にするたびに、そのハリを行なっている鍼灸院を訪れてみるのですが、自分の体には〝浅――深〟のどちらかに振りきれてしまうハリばかりです。

「……はぁー」

テレビや雑誌などで見かけた治療院に行ってみても、同様の結果です。

「……あぁー」

というように続いていくため息が、ある地点で止まり、一件落着を迎えるというようなハッピーエンドは、今回のこのお話にはございません。

「……あぁー」

あくまで自分一人の個人的なお話として残り続けていく呼吸の吐息です。

「……あぁー」

自分自身が治療する側に回った今現在も続いています。

「……あぁー」

ハリ自体の数千年の歴史であるかのように、細々とではあるけれども、絶えることなく続いていく息を吐きながら、それでもわたしはこのようにも考えるようにはなっています。

「……あぁー」

浅いハリが合う個人もいれば、深いハリが合う個人もいる。

「……あぁー」

この世に生きている／生きていた個人の数だけ、ハリの深浅があっていいじゃないか
……

「……あぁー」

個人一人の体の中にも、浅いハリを欲している場所と深いハリを欲している場所があるように感じられるようになってきたのは、ここ最近のことです。

「……あぁー」

カゼやセキといった内科的疾患には皮下に少し刺し入れるくらいの浅いハリの方が、腰痛や五十肩といった運動器疾患には筋層にまで届くくらいの深いハリの方が向いている――という話はそのまま先代からの受け売りですが、その時々の状況によっても、体が欲するハリは異なってくる。

「……あぁー」

その時々の状況に応じて、ハリの深浅は変えていこう……

「……あぁー」

かつてのわたしのような患者が来たら、浅いハリと深いハリをおり混ぜたりもしていこ

う……

「……あぁー」

少なくとも、自分の治療院では浅いハリか深いハリかといったようなスタイルは持たないようにしております。

「……あぁー」

患者さんの体を診てから決めよう……という言い方を悪くすれば、行き当たりばったりのハリを心がけるようにしております。

「……あぁー」

体の部分や局所によっても、そのハリの浅――深は変わってきますので、どうぞご理解ください。

「……あぁー」

というような音も耳障りに感じられてくるかもしれませんが……

「……あぁー」

「あぁ？」

この風や水や火の音を流す治療中のＢＧＭは、初代から続いているものです。

「……大自然の風の音みたいですね」きっと二代目も初代もこのような行き当たりばったりのハリだったように感じられてきます……「……あぁー」

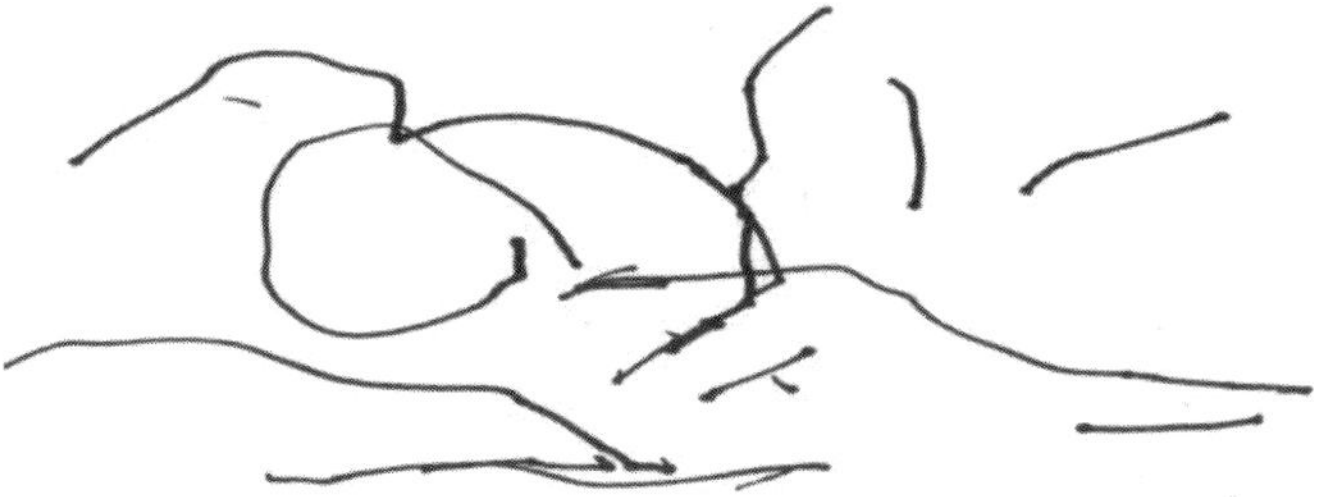

ヒトの体そのものが引き返すことのできない行き当たりばったりの存在なのでしょうから……

「……あぁー……ここは深めに打ちますね……」

わたしの頭の中か、目の前には、ときどきこの自然界の壮大な風景がうかんでくることがあります。

「深めに？」

丘も川も湖も海も……それから山も谷もあります。

「……ずいぶん険しくなっていますので、傾斜が……」

渓谷もあります。

治療の流れ

当院のハリとお灸は全身におこないます。肩のコリ、腰痛、ヒザの痛みであっても、患部のみにおこなうことはせず、全身を調整していきます。ある部分に異常が出ている根元には、全身の異常があるととらえているためです。

① 予診票にご記入いただいてから、当院で用意している服装（半袖・短パンで背中が開く衣）にお着替えいただき、手首の脈や舌やおなかの状態も診て、治療にかからせていただきます。

※ 背中とおなかが開く衣類であれば、お着替えになられなくても構いません。

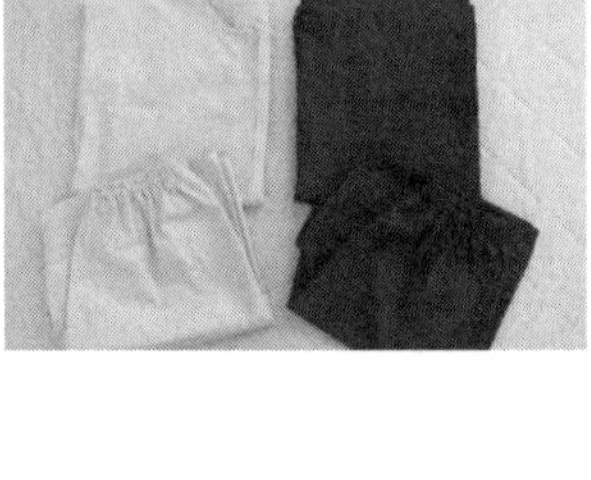

② なるべく痛くないハリを心がけて0・16〜0・18㎜の毛髪ほどの細いハリを浅く刺すことがほとんどですが、状態の悪い部分には少し太めのハリを用いて、深めに刺すこともございます。

※ 当院が用いるハリはすべてディスポーザブル（製造時に滅菌された使い捨て）ですので、感染症等のご心配はございません。

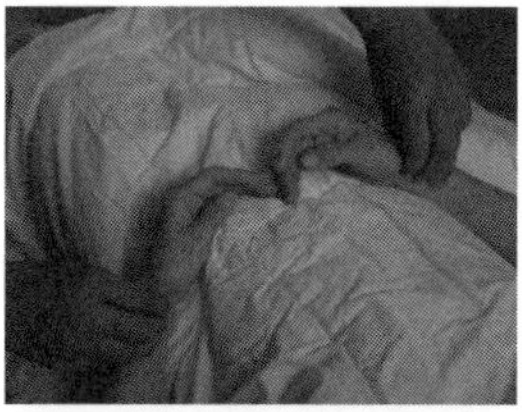

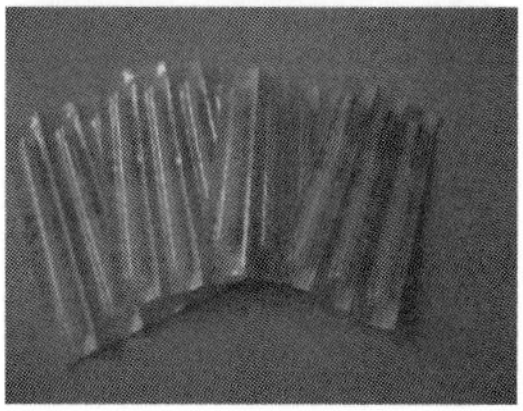

③ 全身をめぐる気というのは、外の世界（大気）と一番近い所で接している皮膚付近を走行しているという考え方が東洋医学には古来あるのですが、症状が重くなっていくにしたがい、気の下の血、筋、骨といった深さにまで及んでいくことが多いのです。

そのため、当院では患者さまのお体の状態に応じた深浅を変えているわけですが、大体どのお体にも腰に一番深く刺すことが多い。〝要〟と書くだけあって、上半身と下半身の〝要〟衝であり、冷えて固まりやすいポイントでもあるので、他の部位よりも深めに刺して、お灸もそのハリの上にのせ、温熱も伝導させていきます。これにより深奥からも代謝を促していきます（これを灸頭鍼《きゅうとうしん》と呼びます）。

※　ぎっくり腰や急性腰痛の際は、すでに熱をもって炎症をおこしていることも多いので、灸頭鍼ではなく他の治療になる場合もございます。腰が冷えていない方に対しては基本的にはおこないません。

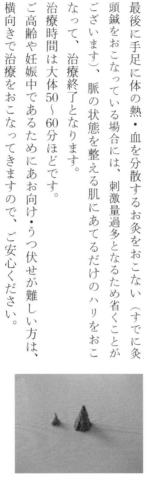

④　最後に手足に体の熱・血を分散するお灸をおこない（すでに灸頭鍼をおこなっている場合には、刺激量過多となるため省くことがございます）、脈の状態を整える肌にあてるだけのハリをおこなって、治療終了となります。

治療時間は大体50～60分ほどです。

※　ご高齢や妊娠中であるためにあお向け・うつ伏せが難しい方は、横向きで治療をおこなってきますので、ご安心ください。

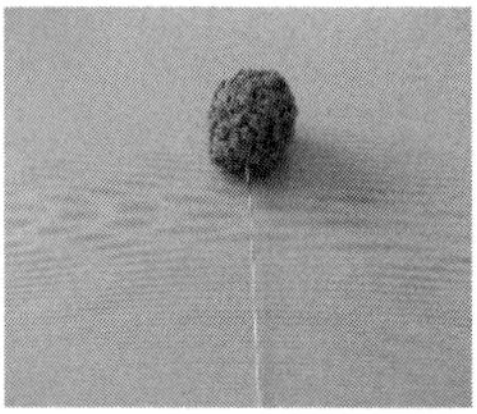

⑤　症状にもよりますが、ハリとお灸は1、2週間に1度の継続治療をおすすめいたします。治療後はなるべく早くご自宅等にお帰りになって、お休みになられることをすすめます。ハリとお灸の効果を最大限ひきだすためでもございます。

※　体調や体質に応じて、治療の内容は変わることがありますので、なにとぞご了承ください。

なお、小学生未満のお子さんの体に対しては、まだ刺激が強いので、ハリは刺さずに、特殊なハリで皮膚をこすったりなでたりいたします。適宜マッサージも取り入れることがございます。

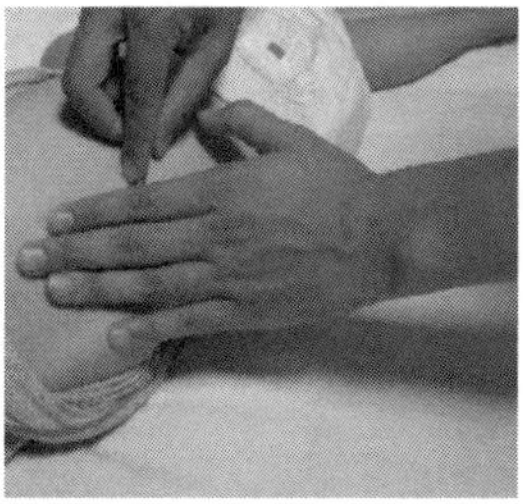

case.11

美容鍼

ハリは漢字で書くと、とてもややこしい字体になります。〝鍼〟という画数の多い漢字になるので、当院ではカタカナで表記することがほとんどなのですが、最近では患者さんの方からわざわざ〝鍼〟の字を書いてくることも増えてきています。

「はい、これです」と言って渡してくる予診表の〝主訴〟の欄に、〝鍼〟の字を正確に書いていています。いにしえからの伝統を守ってという感じの人ではありません……失礼ながら。

「シュソは」

と〝主訴〟の方をカタコトのように発しながら、自身の顔を指します。

「……美容鍼」

とそこには書いてあります。

「そう、美容鍼《びようばり》」という発音の方は、すでに何度もしてきているらしく板についていて、音読みの方でも言い直してくるバリエーションもたせてきます。「美容鍼《びようしん》」

「……シン」わたしの方がすぐにはうまく互換できなかったくらいです。「……あぁ、ハリのシン」

「そうよ、そうにきまってんじゃない、まったくもう、そうにきまってんじゃない、ここはいったいどこなのよ、鍼《はり》灸院でしょ、鍼《しん》灸院でしょ、まったくもう、それとも届け出とかしてないわけ、ほんとにもう……」と止まらなくなっているその女性の患者さんを早速横に寝かせて、顔色、肌ツヤ、舌の状態、手首の脈の強弱、さらにはおなかの硬軟なども診ようとしたところで、チョットストップ！　とあわてた口調に突然切り替えて、みずから止めてきます。「アナタ！」

と英語か日本語かもわからないカタコトで続けてきます。

「ドコさわってんのヨッ！」どうやらわたしの手の方も止めようとしているみたいです。

「アタシは美容鍼《ばり》で来たのよ、美容鍼《しん》で！」

「……はい」

まだわたしには患者さんがおっしゃりたいことの主旨がわかりません……

「テレビや雑誌で見て、来たのよ！　美容鍼《ばり》の、鍼《しん》の！」ようやくだんだんとわかってきました。〝ばり〟とも〝しん〟とも呼ぶほど、たくさんの美容のための施術を見てきたのでしょう。「顔にたくさんしてくれるのが、鍼《ばり》でしょ、鍼《しん》でしょ！」

まだ〝はり〟という発音は残されているようなので、もちろん顔にもするようにしますが……と相手の言葉を逆なでしないように乗っかりつつ、説明を続けます。

「……はりは全身に打ってこその効果があるのです。人の目に触れるのはたしかに顔が主ではありますが……」とやや説法じみても感じられつつ、手の方の動きをさりげなく再開していきます。すべては患者さんのため。すべては美容のためでもあります。「……たとえば内臓や腸などの調子が悪ければ、うまく体外に老廃物なども排泄されず、顔色も黒ずんだり、ツヤを失ったり、水分の代謝もうまくいかずに舌がふやけたり……」

とあくまでサンプルのように挙げ続けていきますが、まぎれもなくこの患者さんの現在の身体状況です。

「……手首の脈の動きにもムラがあったり、おなかの硬さや軟らかさにもムラがあったりすると……」直接言うと、あたりが強くなってしまうように感じられているからです。「……美容にももちろん悪い影響があります」

もちろんする鍼の方も、皮下に軽く入るかどうかといった深度です。

「……痛くありませんか？」

「ええ、まぁ」と淡々といった感じで、おなかや足の鍼にも反発してこなくなっています。

「けっこう浅いでしょ？」

「……ええ」

言わば水はけの悪い状態なので、深く刺し入れると内出血を起こしやすくなっているのです。毛細血管もいくらかふやけてしまっているのかもしれません。

「全然問題ないけど」

「……けど」

「顔にもちゃんとしてよね」

内出血は完全に避けることは難しいのですが、直接顔にするよりは確率を抑えられるので、しっかりとおなかや手足、背中にも鍼をして血行などの流れを促してから、顔に近づいていきます。

「……はい」たしかに首から耳にかけては比較的硬くなっています。西洋医学的にはリンパという言い方もするでしょう。「……首も胴体との架け橋ですので……」

うんぬんという説明も交えながら、緊張のはげしいアゴやコメカミや眉間や頭皮の方にも鍼をします。

「ホウセレイセンにもしてよ」

と相変わらず命令のように催促してきますが、声の方にも血液が通い出したかのように、ずいぶんスッキリしてきこえるようになってきています。

「鍼をしてよ」という〝鍼〟の字も老廃物が一掃されていくかのようにきこえるようになってきています。「ハリをしてよ」

「……ハ……リ……」

「そうよ」

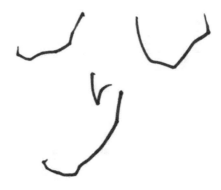

ハリ

「……たった4画」

「はぁ？」

という語尾の方もきちんとリフトアップされていることを確認した所で、治療はおしまいです。

「でも、する前よりけっこーシュッとしたわね」

わたしとしては美容のためというより健康のためにハリをしたまでのことです。

「やっぱ人気が出るわけだわ」

性別をまたぐ程の美容ブームに乗っかって、最近では〝美容鍼〟をメニューに加える治療院も多く、実際にわたしも開業前にメニューに加えることを経営目線で同業者からすすめられたこともあるのですが、いまいち普通の治療との違いが見い出せません。

「……そうですか」

「でも次回は顔だけでいいわよ」

いつものハリだって美容のためにはなっている

のでしょうし。

「それで」

「……はい」

「次回はいつ来ればいい？」

たしかに顔だけにしていたとしたらすぐに効果も戻るでしょうから、より頻繁に来てもらえて儲かるのかもしれません。

「……いつでも」

「はぁ？」

「……いいですよ」

「何言ってんのぉ？　あんた経営者でしょぉ？」

このリフトアップの方もしばらくは持ちそうです。

体験のことば

金川晋吾

（写真家）

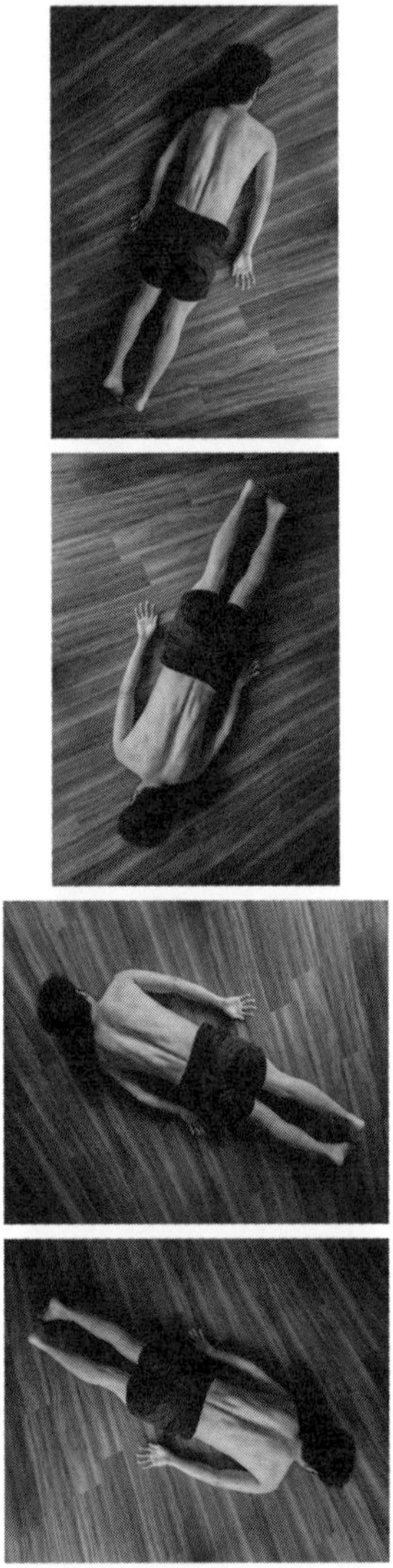

case.12

足三里

月日は百代の過客にして行きかふ年もまた旅人なり。舟の上に生涯を浮かべ、馬の口をとらへて老いを迎ふる者は日々旅にして旅をすみかとす。古人も多く旅に死せるあり。予もいづれの年よりか、片雲の風に誘はれて、漂泊の思ひやまず、海浜にさすらへ、去年の秋、江上の破屋にくもの巣を払ひて、やや年も暮れ、春立てる霞の空に白河の関越えんと、そぞろ神の物につきて心を狂はせ、道祖神の招きにあひて取るもの手につかず、もも引きの破れをつづり、笠の緒をつけ替へて、三里に灸すゆるより、松島の月まづ心にかかりて、住める方は人に譲り、杉風が別墅に移るに、

草の戸も　住み替わる代ぞ　ひなの家

面八句を庵の柱に掛け置く。

これから旅に出ていくためにワクワクしながら身支度を整えている姿が、今まさに目の前にうかんでくるような文章ですね。はやる気持ちを何とか抑えようとしている文章のように、わたしには感じられてしまいます。もも引きの破れをつづり、笠の緒をつけ替へて、三里に灸をすゆる……身支度の一つとしてこの文章にも記されている〝三里〟とは、足三里《あしさんり》のことです。スネの上に位置するツボのことで、三〇〇年以上経った今も東洋医学の世界では非常に重宝されているツボです。

すぐに硬くなりやすいスネを刺激してやわらげるだけでなく、胃腸症状や精神疾患にも効能を発揮するいわば〝万能穴《ツボ》〟で、もも引きや笠などと同じくらい旅には欠かせない物だったのでしょう。国語の教科書などにも頻出する文章なので、わざわざ説明するまでもないかもしれませんが、この文章は『おくのほそ道』の冒頭部。書いたのは、かの松尾芭蕉《まつおばしょう》です。

「なんだかもういろいろ疲れすぎちゃってて」

と、人生という〝旅〟そのものに疲れきったような口ぶりで語る患者さんが来院したので、ためしにこの文章だけ出してみたのですが

「何それ?」だそうです。「はじめてきいた」

今の教科書には載っていないのかもしれません。

「……おくのほそ道です」

「奥の細道? そりゃあ、奥の方は道も細いんだろうけど」青春まっさかりとも言っていいような年代の高校三年生だそうで、受験勉強から来ていると本人は自覚している存在を

前にして、もう進学するのも疲れた……とも先ほどは言っていました。「もう進むのも疲れちゃった」

「……進むのも……まだ十八歳ですよね？」

「そうすけど」若い方が辛いというようにもきこえてきます。「まだまだ先が長いし」

「……うん、まぁそうね」

と、ついわたしも人生の先輩ヅラしてしまいます。

「先生の方がいいじゃないですか？」わたしはアゴの動きだけできき返しました。「だって先が短いし」

「……あぁ」

たしかにそうかもしれません。

「オレはまだまだ人生が長いから、その道のりを考えるだけでぐったりしてて」あおむけから始まり、うつぶせの治療をへて、再びあおむけになってもらいます。「このまんまずっとここに立ち止まってるわけにもいかないのかな？」

「……んー」

「ねぇ、先生？」

「……まぁずっと同じ場所に立ち止まっていることの方が、気持ちとしてはきつそうに思いますけど」再び松尾芭蕉の姿がよぎります。「……ここにすえると、きっと歩きたくなってくると思いますよ」

〝すえる〟というより〝すゆる〟といった気分です。

「スネ?」

と早くも患者さんの方も熱を感じだしたようです。

「……スネというか、三里……足三里というツボです」

「サンリ?」

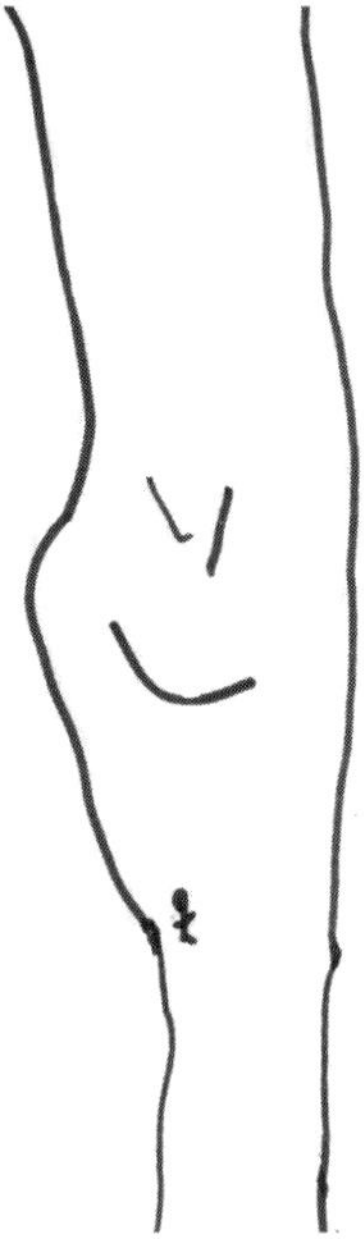

五壮ほどすゆて、今日の治療は終了です。

「……一里は約四キロですから」

「なんか足が軽くなったかも」

「……三里は十二キロ……」

「じゃあお金はここに置いていきます」

「……といった所でしょうか……」

自分からたずねておきながら、すでにこの会話と話題からは旅立っていくように、自転車に乗りこんでいきます。

「じゃあ！」

途中で電車も使うのでしょうが、予診表に記載された住所からすると、ここからはちょうど十二キロほどの距離となります。

「……月日は百代の過客にして……」

笠のように髪を盛り上げながら、あっという間に遠くにまで去っていってしまった姿が、わたしの目には芭蕉の後ろ姿のように見えはじめていたことは、言うまでもありません。

まさに〝行きかふ年もまた旅人なり〟です。

体験のことば

上村渉

（小説家）

太郎君と知り合ったのは、かれこれ十年近くまえのことだ。以来、折に触れて顔を合わせてきたが、気づけば豊泉堂の院長になっていた。

実を言えば、呑み仲間に体を預けることに抵抗がなかったわけではない。治療が始まった直後は、なるべく笑わないよう我慢した。あまり真剣に診察してほしくなかった。だが、そんなことを考える余裕があったのも最初だけだった。腰の張り、足の冷え、曲がった右の肋骨……。すべて見抜かれて、処置を施された。鍼はさして深く入っていないという話だったが、皮膚の下で痛みは熱を持ち、僕はうめき声を洩らした。

その晩はよく眠れた。これ以上ないほど熟睡した。疑り深い性格でも、自分の身に変化があったことくらいは理解できる。また近々、太郎君に診てもらおうと思っている。

case13
カゼ

「先生には日頃からお世話になっているので」時々治療院に来る患者さんです。いつもはとくにこれといった症状はなく、健康増進のために来院してくれるハリ灸にはもってこいの患者さんです。「少しおすそ分けを」

と今日は施術を受けに来たのではなく、何かの品をもってきたかのように言葉を続けてきます。田舎から届いたおコメやお酒といったところでしょう。

「いつもありがとうございます」

と礼までのべてから、椅子代わりにベッドに腰かけてきます。おすそ分けの品はどこでしょう？

「……はい？」

と、ついわたしも催促するように言葉を返してしまいました。

「はい」

「……はい」

「はい」

「……はい」

「はいぃ」

少し声がしゃがれているでしょうか。一向に見えてこないおすそ分けの品のことより、目には最初から見えない声の変容の方にひっかかりだしてきたので、めずらしいですね、とわたしの方から言葉の内容を変えました。

「……カゼですか?」

顔色もやや赤みがかっているのです。

「自分としたことが、夏気分のままクーラーをガンガンつけてランニングで寝てしまって」すでに九月の中頃をすぎています。それも昨日は気温の落差も激しかったのです。「朝起きたら、こんな状態です」

「……こんな状態」

「体温もためしにさっき測ってみたら、37・7。ひき始めですかね。セキも出てきていて」と自己申告してから、わざとらしく二度三度セキをします。「ゴホン、グォホン、グォフォン……」

と、どんどん人語から離れていくように、セキ払いをためしにしてみたために止まらなくなっているようでもあります。たしかに〝ひき始め〟なのでしょう。

「グォッフォン……すいません、カゼなんて本当数年ぶりですから」

「……そうですか」

どうやら今日はカゼの治療のために来たようです。

「カゼなんて」とやや見下している口ぶりからしても、カゼを簡単なもののようにとらえているのでしょう。「すぐに治せますよね、先生？　だから、わざわざもってきたんです、病院よりこっちに」

「……もってきた？」

おそらく〝伝染しにきた〟という悪意のあるものではないでしょう。

「ええ、おすそ分けとして」

どうやら〝おすそ分け〟というのは、カゼは簡単に治せる→だから治療院側もラク→簡単に儲けられるというような思考回路から出てきている言葉のようですが……

「……あぁ」わたし個人はそんなにカゼを得意としていません。「……ええ」

「病院でも出されたクスリを服《の》めば、すぐに熱とか下がるし、セキもなくなるし」

というラクの根拠を生みだしている西洋医学との治療の違いを説明するのも、なかなか難しいところがあります。

「……まぁとりあえず始めます」

手首の脈をとり、現在の進行状況を診てから、ハリをいくつかのツボに刺していきます。

「本当に今刺さってるんすか？」とき返してくるくらいの浅さです。「全然痛くないすよ」べつにわざわざ深く刺す必要もないのです。

「……まぁたしかにひき始めのようですから」いつも診ている時よりも1・5倍ほど脈が速く、外から入ってこようとしている〝カゼ〟というより〝風邪〟という邪気と皮膚近くの表層で戦っているのがわかります。「……フウジャと戦っているようですから」

と、つい東洋医学的な読み方をしてしまいました。

「フージャ？」と返されます。「何すか、それ？」

とこのフウジャという異質な読み方それ自体をウイルスや細菌のようにとり扱って、体の内側に入ってこないようにしてきます。

「……いえ、何でもありません」

「はぁ」

風邪をフウジャと読む根拠の一つとなっている〝邪気〟については、この方もきいたことがあるだろうと思いつつも

「……カゼのことです」と一般的な読み方にすぐに改めます。「……わかりづらくて、すいません」

東洋医学的な言い回しをすると〝？〟マークの下の点のような目つきに変わることが多いので、とりあえず今は引き下がっておきます。

「……えーと」

相手の腑に落ちるほど深く、今は説明する必要はありません。

「えーと？」邪気の一種である風邪がそのまま進行して、皮膚よりも深い位置に侵入していくだけです。「まぁ今はいいや、自分も」

体の奥深くに侵入して、肺や胃や肝臓や心臓といった臓腑にまで達しないように体の内側を応援するのが、今回の治療の役割です。〝風邪は万病のもと〟という言い方は、きっと広く認識されているのでしょう。

「……はい」

風邪を押し返そうとするために、熱を発して、セキを催して、クシャミも発して
「ヘックショォ〜ン……失礼」鼻水も出して、痰も出そうとする。「すんません、ティッシュもらえますか？」

初期症状のすべては、西洋医学的に言うところのウイルスや細菌を殺すためにしている防御反応とも言えます。

「……どうぞどうぞ」

その初期症状を無理やり抑えようとするのは、えてして自殺行為とも言えないでしょうか？　とまでは、さすがに今この患者さんにきき返せないので
「……どうぞ、何枚でも」とティッシュを渡して、どんどん鼻水も痰も出して鼻腔や気道

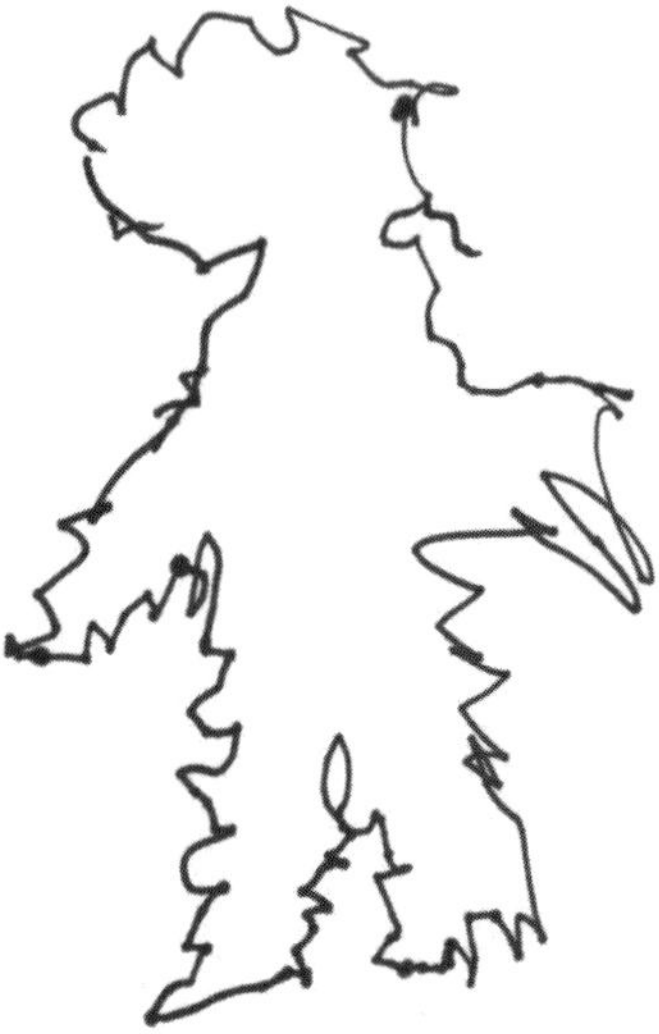

をきれいにさせるように促します。

「……どうぞどうぞ」

とクスリを出すようにも言います が、現在の状況では解熱剤や鎮咳剤といったものは当院では出しません。

「まぁ最初よりはちょっとはラクになった気がするけど」

という言葉はひょっとしたら社交辞令的なものかもしれません。

「あッ、またクシャミ……」わたしの目にはセキやクシャミは最初よりもはげしくなっているようにもうつっています。「グォッワォッツォーンヌッ！」耳にきこえる音も同様です。猛々しく縄張り争いをする獣のようですらあります。

「……では、治療はこれでおしまいです」

きっとこの戦いには勝つことができるでしょう……近いうちに。

「えッ、これでおしまいッ？」

「……はい」

「えッ」

「……はい」

以上の言葉を返して説明したところで、今は押し返されるだけでしょう。

「……いつもよりは早く治るはずです」ぐらいの説明で精一杯です。「……肺炎とかにまではならず」

「〝いつも〟って……」

普段あまりひかないのだから、比較しようがない——といった所なのかもしれません。

「まぁ、いいや、もう」

だから、わたしはカゼがそんなに得意ではないのです。

体験のことば

鴻池留衣

（小説家）

　松波さんとお会いする以前から、彼が鍼灸院を始めたという噂は耳にしていた。松波さんは純文学という業界の、僕にとって尊敬すべき先輩である。実際にその治療を受けたという小説家幾人から話を聞いて僕は、ハリの先生のフリをして松波さんは、その実小説家たちを改造人間にし、自在に操り、文芸誌を裏から牛耳ろうと企んでいるのではないかと訝しんだ。で、実際に松波さんとお会いしても、疑いは拭えず、やがてその治療を受ける機会を得、僕は本郷猛の心持ちで勇んで北浦和にある豊泉堂へと赴いたのである。

「腰が慢性的に悪いんです」と僕は申告した。松波さんは寝台の上で仰向けの僕の両手首に触れ、他にも股関節と肝臓が悪いと指摘した。治療中、常に言葉を発して、治療の概念を丁寧に説明してくれる松波さんとのやりとりは、殆ど僕の生活に関する答え合わせだった。改造されるというより、改造する余地を官能（エッチな意味ではない）で知らされたような印象だ。

　例えば側頭部にハリを刺されただけでまるで頭が両脇から固定されるような不思議な感覚を味わった（ちょっと痛かったが、ハリそのものの痛みではなく筋肉がつるような感じ）。

　或いは体前屈するとポキポキ鳴る背骨の治療時、その姿勢で、背筋の場所にちょこんとハリを刺してもらったらば、今度は上体を戻そうにも戻せなくなった。びっくりした。無論、物理的に押さえつけられていたわけではない。戻すまいとする僕の身体自身の抵抗があったのだ。ハリを抜かれるとまたもとに戻った。

　こんなところにこんなスイッチが備わっていたのかと、自らの肉体ながら感心したのである。身体には、持ち主に知られざるスイッチが存在する。そして知られざるシステムがこれを支配している。制度がある。それを受け入れるも否定するもその人の自由だが、一度味わうと無視しがたい。なぜなら僕よりも僕の身体の方が正直だからだ。

治療が終わり、次の患者さん（一瞬同業者かと勘繰ったが通院されている近所の方のようだった）の来院と同時に松波さんの秘密基地を後にし、筋肉痛とも風呂上がりのポカポカとも違う初めての感覚を携えつつ、さいたま市役所近辺のハンバーガー屋を目指した。血が足りないそうなので、パティのタンパク質を摂取する目的だ。その日は松波さんの言いつけを守り、酒を我慢した。これが一番つらかった。

で、肝心の僕の腰の方はどうなったのか。

腰の痛みそのものより、姿勢が良くなった気がする。そもそもの腰痛の原因であるアヒルの屁っ放り腰みたいに湾曲していた背骨を、真っ直ぐに保とうとする意識が常時働くようになった。それから僕は、立し右手を斜め前方に掲げて、イー！と叫ぶようになった。

case.14

読売ジャイアンツ・沢村投手の刺鍼事故について

九時の開院までにはいろいろとやることがあります。23〜25℃という治療中の適温を保つためにエアコンを点けることから始まり、ベッドのシーツを換え、枕のカバーを換え、ハリとモグサの在庫を確認し、その戸棚から消毒液のタンクも持ってきて、消毒設備そのものを消毒するかのように補充してから、その液を早速垂らした布で一つ一つを拭いていきます――ハリを置くトレイ、使い終わったハリを入れる廃鍼箱、モグサを入れてあるステンレスのケース、燃えきった後のモグサを浸すバケツ、それら一式を載せているキャスター付きのワゴンそのものも拭いてから、窓を拭いて、その下の壁際の床から今度は掃きそうじに切り替えていきます。ベッドの下にはモグサの灰が落ちていることが多いので念入りに掃いて、待合所も掃いて、玄関でホウキを室内用から室外用の粗いものに切り替えて、通路の落ち葉等を掃いていきます。季節柄どうせまたすぐに落ちてくるのでしょうから、ホウキの変化もろとも室内よりは粗めに掃ききって、郵便受けで折り返してきます。昨晩の閉院の際にも一度確認しているので、中に入っているのは新聞の朝刊くらいです。ざっと目を通しながら通路を引き返してきて、戸を開けようとしたところで、つい地面に落としてしまいました。本来は待合所に置いておく患者さんのための朝刊です。

この朝刊もエタノールででも消毒しなくてはいけないように感じつつ、きっとこの事故はこのような衛生面による問題ではないのでしょう。

《巨人、沢村に謝罪》
はり治療で機能障害

右肩違和感を訴えて二軍で調整していた巨人の沢村の故障原因が球団トレーナーの施術ミスだった可能性が高まり、石井一夫球団社長と鹿取義隆ゼネラルマネージャー、当該のトレーナーが9日、ジャイアンツ球場で沢村に謝罪した。沢村は謝罪を受け入れたという。

関係者によると、沢村は2月25日に右肩の張りを訴え、数日後にトレーナーからはり治療を受けた。なかなか症状が改善しなかったため、本人の申し出を受けて球団が調査した結果、治療によって一時的に機能障害を起こした可能性があることがわかった。症状は改善に向かっており、球団は完治に向けたサポートを約束したという。

沢村は1日に今季初めて一軍に昇格したが、登板がないまま4日に二軍降格。現在は再昇格に向けて調整を続けている。

「沢村がはりで傷めたのって、どこなんですか?」

と今朝一人目の患者さんから早速たずねてこられました。

「ネットの方だと、長い胸の神経って書いてあったけど」すでにインターネットの方でも記事が出回っているようで、さらに情報が詳しいみたいです。「それって、どこ?」

「……長い胸……」とつぶやきつつも、長胸《ちょうきょう》という名の神経であることは、わたしもわかっています。「……神経……」

要は、そんな神経に傷がつく程のはりが打てるものなのか——ということです。

「さすがにアタシもこわくなってきちゃって」

となかなか答えてくれないわたしに対しても恐怖をおぼえはじめているように、患者さんの方がおそるおそる言葉を継いできます。

「今日どうしようかなって」なんでも今朝一番の予約もキャンセルしようか悩んだそうです。「でも、開院前の時間に電話とかメールとかするのも悪いかなって」

「……ええ」

「ええ?」

「……えーと」

なんだか自分も悪いように感じられてきたので、とりあえず詫びておきます。

「……なんだか……すいません」

〃はり〃師としての連帯責任のようなものでしょうか？

「べつに先生が謝らなくていいと思いますけど」

「……そうですね」

たしかにそうかもしれません。

「そのはり師が悪いんでしょうから」

こちらの言葉については、すみやかに頷き返すことができません。まだわたしの中で断定はできていないからです。

「……長い胸の神経と書く長胸神経は頸椎の5番、6番、7番から出てきている神経でして……」とここでようやく神経についての説明を端的にまじえて、少し茶を濁します。

「……前鋸筋《ぜんきょきん》という肩甲骨と胸の内にある筋肉を支配しています」

とも続けながら、実際にその部分を触りながら治療も進めていきますが、本当にそこにハリを打って神経を傷つけることなど、そもそも可能なのでしょうか？

「あぁ、けっこーそこ気持ちいいですね」

沢村投手はアスリートのかたですから、もともと筋力トレーニングによるオーバーユーズ（使いすぎ）なども素因としてあったのでは？　とも勘ぐってしまいますが、この記事だけでは詳細はわかりません。

「そこにも打ってくださいよ、はりを」とこの患者さん自体がだんだんと沢村投手のようにも感じられてきますが、正式には〝沢〟ではなく新聞記事には適さない〝澤〟であらしいように、〝はり〟と〝ハリ〟にも正式にあてる漢字があります。「〝針〟を」

〝針〟と勘違いするかたも多いのですが、正式には違います。

「……〝鍼〟ですね」という画数の多い漢字をあてるので、あえてひらがなやカタカナにしているだけのことです。注射〝針〟のような太いものではなく、ヒトの髪の毛程度の0・1〜0・2ミリ程度の細さが〝鍼〟という繊細な漢字の正体です。「……では軽めに……」

ちなみにその鍼の細さは日本の〝鍼〟に限ったことでもあるようで、はりの発祥となるお隣・中国では注射針と同じ〝針《ジェン》〟と書きます。

「でも先生、もうちょっとしっかり刺してもらわないと、効いている気が……」

さらなる刺激を求める患者さんにはその中国原産の太くて長い〝針〟を用いる人が日本人にもいるので、その場合は神経を傷つけることもありうるのかなとは思います。

「……はい」何せ神経はわたしたちが自覚しているよりもすごく太くて丈夫なものです。ましてや、日ごろ体を鍛えているアスリートだとすれば……「……いえいえ」

「いいえ？」

いずれにしても、無駄に刺しすぎる必要はありません。

「……いえ、あまり……」いくら筋肉をもとから傷めていたとしても、その浅層にある血行や気の部分からじっくりと治療していくのが、実は一番の近道だったりします。「……一ヶ所を深く刺しすぎない方が……」

さらに言えば、やはり局所よりも全体から治療していった方が、効果の持続や予後にも良い影響があります。

「でも、今、触ってもらって気持ちよかったですし」

「……そうですか」

「そこがもしかしたら一番凝ってるのかなって」

「……まぁ肩・腕・胸と関わってくる筋肉ではありますんで」

「だからもう少ししっかり刺してくださいよ！」

患者の刹那的な快楽に付き合いすぎてはいけないのですが……はたして真相は。

「……じゃあこれくらい……」

「もっと！　もっと！」

「……これくらい……」

「もっと！　もっと！」

「……これくらい……」

「足りないですよ！　足・り・な……」とリズムをつけだした所で急に言葉を止めたので、何事かとわたしは思いました。

「……大丈夫ですか？　ちょっと刺しすぎてしまいましたか？」

とたずね返してみても、応答がありません……

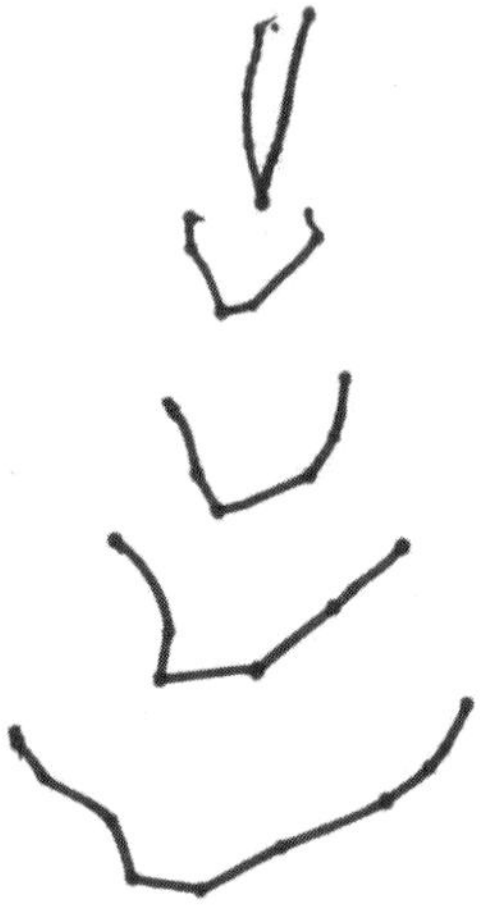

「……細いハリなので、神経を傷つけたりはしていないと思いますが」まだ澤村投手の一件を浄化できていないのでしょう。「……〝機能障害〟は起こしていないでしょうが……」そして患者さんの方もまたその一件を忘れていたわけではなく、常に脳裏にこびついてはいたようで、いや、今思い出しただけです……と少し間をおいた所であっけらかんと返してきます。

「……今思い出した？」

「他にもありましたよね、昔？」さらに他の件についても思い出したのだそうです。「同じジャイアンツで」

同じ投手で……とも言葉を継いだのみで、今回はいそいそと治療院をあとにしていきました。足どりは治療前よりいくらか軽くなっているでしょうか。

「……同じジャイアンツで……同じ投手で……」

と後日休診日に最寄りの図書館でつぶやきながら、昔の新聞記事を探します。

「……あぁ」

今回もジャイアンツの親会社でもある「読売新聞」と「スポーツ報知」に載っていました。何でジャイアンツの投手ばかりなんだろう？　という疑問以上に、強い疑問をおぼえる内容です。

1987年11月13日　読売新聞

《怪物エース、32歳の降板》

肩痛と人知れぬ苦闘

引退の江川選手「ドーム」に思い残し

中国針治療　**会見場は、ホテルニューオータニの鶴東の間。正力オーナー、長谷川球団代表、王監督との四者会見のあと、午後三時十五分から江川選手だけの単独会見が始まった。もちろん冒頭の質問は引退の理由。江川選手は「昨日も言ったように直接の原因は肩です。入団四年目（五十七年）の夏ごろから悪くなり、自分の思うボー**

ルがいかなくなった」。肩について最も悩んだのは、十一勝をあげた七年目（六十年）の夏。夫人に「やめるかもしれない」ともらしたほどだが、思い直して中国針の治療を始めた。ファンはもちろんチームメートにも内証だった。それが効果を見せ、六十一年は十六勝をマーク。だが、今年になり針の効果が持続する期間が短くなった。

決断の登板 天王山の広島戦の前、どうにもならなくなった。しかし、優勝をかけた大事な時期。けんこう骨の裏の患部に直接針をうてば即効性はある。でも、患部周辺に打ってきた、それまでの治療と違い、投手生命はそれで終わりと針の先生にも言われ、来年からはプレーできない最後の治療だった。「来年は十年目。後楽園のドームでもやりたい。女房や周りの人にも相談した。でも決断して、針を打ってもらった」。

体験のことば

坂上秋成

（小説家）

自律神経の弱さに悩まされ、六年ほど前から近所の鍼灸院に通っている。そのうち自分でも東洋医学について関心を持つようになり、『夜を聴く者』というタイトルで鍼灸師を主人公とした小説を書いたこともある。

そうした経緯もあり、僕自身は鍼灸治療に対してとてつもない信頼を抱いているのだが、このすごさを人に説明しようとすると、これがなかなかに難しい。「マジすげーんだよ！」と声高に叫んでも、「鍼って痛いんでしょ？」とか「なんとなく怖い」など、どこか乗り気でない反応を返されることが少なくない。

現代日本人のほとんどは、科学的根拠に基づいて治療を行う西洋医学を強く信頼している。それは何も悪いことではないのだが、西洋科学とは別の理論によって構築された東洋医学のメリットが理解されづらい状況があることも事実だろう。

東洋医学と西洋医学の大きな違いは、オーダーメイドとレディメイドの差に例えられる。西洋医学の場合、特定の疾患がある箇所を科学的に突き止め、その部分を治すことに努める。一方、東洋医学においては人間の全身をひとつながりの有機体として捉える。ある部分に症状が出ている場合、ピンポイントでそこだけを捉えるのではなく、身体全体とどう連関して悪い状態になっているのかを考えるわけだ。

西洋医学が万人に共通する治療法を確立させようとするのに対し（＝レディメイド）、東洋医学は個人個人の体質や性質に合わせた治療を行う（＝オーダーメイド）。そうだからこそ、東洋医学の場合は、患者自身がどのような違和感を感じているか、どういった状態だと自覚しているかを聞き出すことが重要になる。

その意味で、松波太郎氏の治療は非常に信頼できるものだった。こちらの状態を丁寧に聞き、治療を行っている最中にもこまかに状態を確認してくれる。話し方や鍼を一本一本打っていくその手つきから、患者を楽にしてあげようという熱意が伝わってくる。言葉にすれば簡単だが、それを実践することは容易ではない。

東洋医学、鍼灸治療には不安を抱いてしまう人も多い。けれど、一度ささやかな勇気を出して、鍼やお灸を体験してみてもらいたい。鍼を打たれた時の独特の「響き」や、お灸で身体があたたまり全身の緊張がゆるんでいく独特な感覚を味わってもらいたい。自律神経の乱れ、免疫力の強化、血流の改善など、東洋医学だからこそ適切に対処できる症例はいくらでもある。それをできるだけ多くの人に、知識だけではなく身体的な経験として理解してもらいたいと、これまで幾度となく鍼灸治療の世話になってきた人間として切に願う。

case.15
禁断のツボ

〝投手生命はそれで終わりと針の先生にも言われ、来年からはプレーできない最後の治療だった〟という文言を、わたしはいまだに引きずっています。このショートショートはなるべく一回一回が独立した単発の読み切りにしたいのですが

「きいてます、ねぇ先生、先生って」

……治療中にも脳裏によぎってくる文言なのです。

〝投手生命はそれで終わりと針の先生にも言われ、来年からはプレーできない……〟

……要は、禁断のツボということでしょう。

「……はい。これで終わりです、治療の方は」

現在プロ野球の解説者として活躍はされているけれども球団フロントには入れていない原因までその遺恨に見出して、その禁断のツボに打たなければあと何年かはプレーできて、ゆくゆくは功労者として監督にまでなっていたんだろうなぁ……と治療後にナイター中継を何となく見つめている時にもよぎってきますが……

「……んー」

そもそもそんなツボなどあるのでしょうか？

「……んー」

と口ではぅなり続けながら、次の一缶を手にとります。

「……んー」

ビールを飲みながらということもあるでしょう。

「……んー」

というようにもすする音を出して、三缶目の空き缶をテーブルの上に置きます。

「……んー……飲みすぎたかな」

そのテーブルの端が行き着く所には寄せ木の小さな棚があって、自分を治療するためのさらに小さな道具箱がすっぽり収まっているのですが
「……んー」

と再びうなりだして迷いつつも、結局やめておきます。

「……吐いちゃうかもしれないし」

〝飲みすぎ〟という症状を治すためにハリでも刺そうかという気にかられましたが、飲酒時のハリは禁忌です。

「……絶対だるくなるだろうし」

〝禁断〟とも言い換えてもいいかもしれませんが、シチュエーションに関してはたしかにハリを刺してはいけないケースがいくつか存在します。

「……アルコールでうねりだしている血行がさらにうねって、気持ち悪くなるだろうし」

血小板が少なく血液が固まりづらい状態にある方へのハリや、重篤な進行性の病変にある方へのハリも、血行を促すことでかえって悪化させてしまうおそれもなくはないので、当院としては治療を控えています。

「……ハリはやめて、ナイターを見続けてよう」

あとは妊婦の方で安定期に入る前に三陰交《さんいんこう》という内くるぶし上のツボを刺激しすぎないことや、やせ型で色白の方には気胸のリスクがあるので肩背部に深いハリをしないことなどはありますが、〈健康なスポーツマン〉と仮定した場合に刺してはいけないツボなどあるのでしょうか？

「……ん？　あぁ、マキハラか」たしか〝槙原〟という漢字だったはずです。「……今夜の解説はマキハラか」

あるいは〝牧原〟だったかもしれないくらいに、酔っぱらってこちらの脳内がボケはじめているのかもしれませんが、そのマキハラも一度ハリの事故に遭っているという旨の記事は今も忘れようがありません。

「……たしかに色白ではあったよな、現役時代も」〈やせ型〉であったかまではやはり思い出せません。「……即効性を求めて、相当深く肩や背中に刺したんだろうな」

鎖骨の上の方にまでのびてきている肺という主に空気の出し入れをする臓器がハリ治療によってパンクした――というような旨の気胸に関する記事を読んだ記憶がありますが、どの新聞のいつの記事だったかは今は思い出せません。

「……たしかにマキハラの言う通りだな」

もしかしたら書籍や雑誌だったかもしれませんが、江川投手の〝禁断のツボ〟の方に今は頭がほとんどもっていかれています。

「……もうこのピッチャー疲れてきてる」

いずれにしても、新聞・雑誌・書籍の目からも常に追われる存在だったのでしょう。

「……肩が上がってないし……腕も振れてない」

もちろん今こうしてテレビを通じて、わたしのような億万の視聴者からの目にも晒され続けてきたのでしょうから、ジャイアンツのそれもエース格の投手というのは、常人には推し測りがたい重圧に苛まれたシチュエーションにあるのでしょう。

「……ジャイアンツだもんな」他の球団ともケタが違うはずです。「……それもエース」

もしかしたら〈ジャイアンツのエース〉という肩書き自体が、安定期前の妊婦や血液凝固しづらいといった方々と同じようなシチュエーションになっていた可能性も、うっすらとわたしの目には見えてきました。

「……ジャイアンツのエースには打ってはいけないツボがあるのかもしれない……」

特定のツボどころか、ハリ自体も打ってはいけない気持ちにだんだんとかられてきます……「……ハリがバットで……」きっと〝飲みすぎ〟も関係しているのでしょう。「ボールがツボで……」

どうでしょうか……

「……禁断の……」

禁断のツボを探し続けるわたしの目自体もきっと彼らには好奇の目として映り……

「……ツボ」

もしかしたら禁断のツボのようにも感じられていたのかもしれません。

「……んー」

だとすると、わたしはもはやこのまま酔いにかまけて目を閉じていく他なくなってきます……

「……もう八時半だから寝るか」ちょっとだけ〈ジャイアンツのエース〉を味わった気にも夢見の途中でなります。「……んー……んー……」

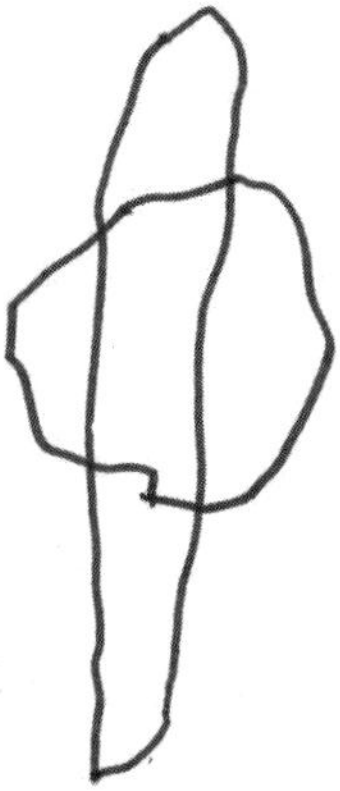

きっと彼らも眠りにつけている時ぐらいしか、心も体も休まらなかったのでしょう。

「……加えようかな……」

目を閉じている時ぐらいしか、真の治療を受けている気にはなれなかったのかもしれません。

「……ジャイアンツのエースも……」

目をふたたび開けた朝には、このような言葉がふと口をついて出ていました。

「……しばらくの間は……」開院前の時間を使って、【Ａｔｔｅｎｔｉｏｎ】の欄にもそそくさと書き足すことにします。「……エースじゃなくなるまでは……」

〝当院ではジャイアンツのエース投手の方をエースの間は治療することができません〟

「……エース投手の〝方〟と〝肩〟がダジャレみたいになってしまってるなぁ……」

安全が保障されるまでの間ですので、ジャイアンツのエースのみなさんにはなにとぞご理解とご容赦のほどをよろしくお願い申し上げます。

「……まぁしょうがない……」

しょうがないのです。

【Attention】

①お酒を飲まれてからの治療はご遠慮ください。食事も治療1時間前までにはすませておくようにされてください。
②予約されました時間には、遅れないようにされてください。万が一遅れる場合にはご連絡ください。初診の方は10分ほど前に、再診の方は5分前～直前にご来院いただけるとなお助かります。
③キャンセル料は発生しませんが、当日のキャンセルはなるべくご遠慮ください。連絡なしのキャンセルは以降の予約をお受けいたしかねます。
④一人ひとりのお体に向き合うために、エネルギー量が必要となりますので、一日の治療人数を限定させていただく場合がございます。どうぞご了承ください。
⑤診察の中で手足・頭・腹・背中等を触って、ハリも打っていきます。治療に必要な手順ですが、もし不快に感じられましたら、遠慮なさらず途中でおっしゃってください。
⑥小児や刺激に過敏な患者さんには、皮膚をこすったり、なでたりする特殊なハリをつかいます。刺さずに治療をおこないます。

⑦治療の後にだるさ、めまい、発熱、痛み、しびれ、下痢などの症状がまれに出てくることがあります。加えた刺激に過剰に反応したり、血行の加速に伴って症状を早く治そうとしたり、不要な物を体の外に出したがるために起きたりするものですが、多くは一時的なものです。

⑧体調のすぐれない方、むくみやすい方、あざのできやすい方は、とくに水はけの悪くなっている場所にまれに内出血を起こす場合がございます。

⑨治療を終えた日は、なるべく飲酒を控えてください。はげしい運動や熱いお風呂への入浴もなるべく控えて、安静にすごされてください。

⑩一回の治療で効果を実感されない場合にも、最低三回は期間を詰めてお受けいただければと思います。一回ですべてを治そうとする激しい治療だと、かえってお体に負担を強いる場合がありますので、お体の反応を見きわめながら、刺激量を調節して進めていきたく思いますので、どうぞよろしくお願いいたします。

⑪当院ではジャイアンツのエース投手の方をエースの間は治療することができません。

case.16 〃脊柱管狭窄症〃

「脊柱管狭窄症《せきちゅうかんきょうさくしょう》なんて、もう良くならないですよね？」という電話が事前に入ります「もう手術するしかないですよね？」

通院している病院や整形外科や整骨院などででも、そう告げられたのでしょう。

「……えーと」〃ハリ灸でしたら良くなりますので、手術しなくていいですよ〃とでもつい返事をしてあげたくなってきますが、これぱっかりは電話口では返すことができません。

「……診てみないと、何とも」

という煮えきらない言葉しか返しようがありません。実際に体の状態を診てみないと、何とも言いようがないのは事実なのですが……

「治せるなら、治せる！　治せないなら、治せない！　ってハッキリ言ってくださいよ」

「……まぁ」

「治療代を稼ぎたいのはわかるけれど」

「……いいえ、そういう意味ではなく」

「患者の側にもっと親身になって下さいよ」

「……いえ、親身になっているからこそ……」

「そっちに移動するだけでも、腰が辛いんだから」

というのは、まぁその通りでしょう。

「……ええ」すでに〝脊柱管狭窄症〟という疾患名が付けられているのです。「……お辛いですよね」

〝脊柱管〟というのは管という字をあてはしますが、頚椎・胸椎・腰椎とある背骨の一つ一つにある椎孔と呼ばれる空間が管状に連なっていることからそう呼ばれ、積年の腰や背中等への負荷によって空間が狭くなり、中を通っている脊髄が圧迫されて歩行などにも支障が出てきているのが名称の由来です。

「ちょっと休めば、普通にトコトコ歩いていけることもあるけどさ」というような所も特徴的ではあります。「また痺れてきたり、痛くなってきたりするから」

排尿障害なども出てきた場合には、脊柱管を狭くしている部分の骨や靭帯《じんたい》を削る手術等が奨励されるようですが、やはりなるべくなら手術は受けたくないのでしょう。

「手術して、かえって他の場所が痺れだしたり、疲れやすくなったりみたいなこともあるみたいな体験談を耳にしたし」

脊髄という四肢の末端にまで神経を巡らせるデリケートな場所の問題であるため、その

ような後遺症めいた症状が新たに発症することもあるのかもしれませんが
「……ええ」依然として気のきいた返事はわたしの方からはできないでいます。「……そうですか」

やはり実際に腰や背中や首といった体の背部の状態を診てみないことには、何とも言えません……

「〝そうですか〟って」

背部だけでなく、やはり表裏の関係で互いにバランスをとり合っている腹部の状態――きちんと力が入っているか、血色はどうか、張りがあるか、背中が折れ曲がってお腹にまでシワができていないか……といったことを診ないと、治療によって症状がどれだけ緩和されるのかが読めない所も多いのです。

「……やはり実際の状態を診てみないと」

もちろん一回二回、願わくば三回四回治療を受けていただいて、その反応を見きわめながら診察を進めていきたい所ではあるのですが、そこまでの肉体的かつ経済的でもあるのかもしれない負担まで強いることはできません……

「だから、そっちに移動するだけで辛くなるんだから」小さくない交通費もかかることになるのかもしれません……「タクシーってことになっちゃうでしょ」

「……ええ」

「〝ええ〟って」

「……ええ」

こう返すほかないのです。

「まったく」

「……ただ、来ていただいたからにはきちんと診て、治療も致しますけれども」

と返すので精いっぱいです……

「ふう」あとは患者さんの自由です。「はぁ」

深いため息のようでもあるし、すでにこのやりとりだけで疲れだしているようにもきこえてきます。

「ほう」

基礎的な体力も落ちてきているのでしょう。

「そお」

これからトレーニングやストレッチなどに励んで血肉を柔らかくするのはすでに難しい段階にあることを、この声のやりとりだけでなく何となく感じとっているので
「……まぁ無理はなさらず」よけいわたしの方も慎重になっているのです。「……ええ」

「最後に残された力を振り絞って」

「……ん?」

「行ってみようかしら」

と終末の駆け込み寺のようにも扱ってきますが、なるべくなら一番はじめに通過すべき玄関や間口のような治療が、ハリとお灸なのです。

「はいつくばってでも」

はいつくばってでも来るような場所では本来ないように感じているのが、正直なところです。

「……そんなにまでして」ハリ灸というのはもっと手近で身近な医療のはずなのです。

「……来ていただかなくても」

肉に血が通わなくなってコリとなり、硬い固い堅い岩のような肉となって骨を圧迫しだして、中の〝管〟まで狭める前に来ていただきたいのが、ハリ灸なのですが……

「でも、それくらいの覚悟がいるでしょ？」なかなか手近や身近には感じられていないのが、一般的なイメージなのでしょう。「保険も適用されないし」

「……ええ、まぁ」

正確には国民保険が適用されるケースもあるのですが、そのケースの話はまたいずれか次回にでもすることにします。

「でしょお」

とだらしなくのび出している語尾をみずからが進んでいかざるをえない路のようにも言

ことです。

〝これ〟をさらにかみ砕いてお話しになられたのは、実際に治療院におこしになった後のことです。

「もう私にはハリとか灸とかの民間療法しかないのよぉ」

いくぶん落ちついた語尾ののびと共に、わたしはまずはおなかを診て、そしてお背中の方も診ていきます。

「……たしかに大分圧迫されていますね」狭くなっている管状の路のその先に、このハリ灸を見てきたのでしょう。「……でも思っていたよりも、おなかの方は力が入っていますし、肌つやもいいので」

血の通り路はまだ視界良好ということです。

「……効果は上がるかもしれませんね」

「上がってもらわなくちゃ困るわよ」

「……はい」

〝脊柱管狭窄症〟という西洋医学における名前を付けられる状態にもピンからキリまであるので、この方はまだ軽い方かもしれません……東洋医学とはまた診る所が違うのです。

「ほんとに」

それでもやはり背骨周辺の肉はずいぶん柔軟性を失ってはいるので、地道な行程となっていくでしょう……

「しっかし、遠かったわ」

「……まだまだ続くことになるかもしれませんよ」

「〝まだまだ〟？」

「……ええ」

わたしの顔を見つめているようでもありますし、自身の脊髄の先を見つめているようでもあります。

「まぁまだ路が続いているのなら」

「……はい」

「進んでいくしかないわね」

きっとこの方は良くなるはずです。

「……ええ」

一歩一歩進んでいく内に、きっとこの管も広がっていくように思います。

「……もちろんわたしも付き添いますので」

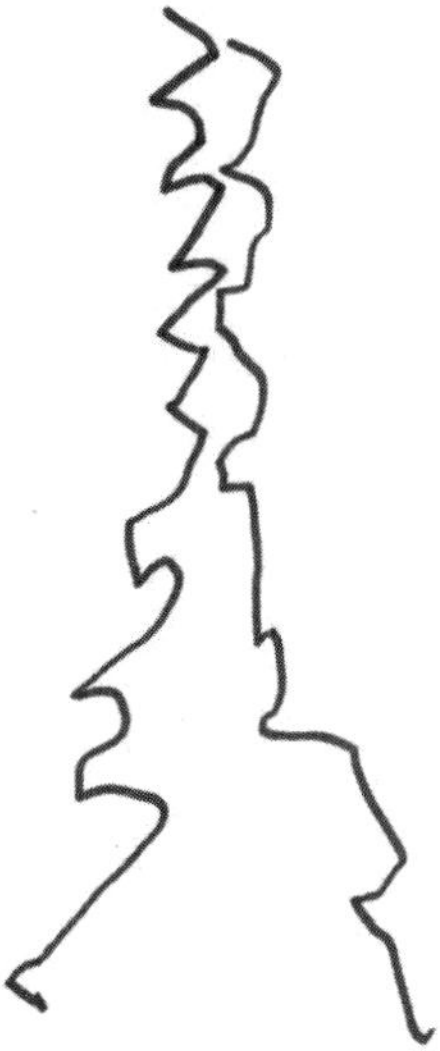

一つ一つ岩をどけていき、二人分が通っていけるくらいの幅にしていかなくてはなりません……

「先生、やっと気のきいたこと言ってくれた」

※脊柱管狭窄症の治療風景については、実際の患者さんのご協力をうけまして、動画にもなっておりますので、お手すきの折にご視聴いただければと思います

体験のことば

ササキエイコ

（イラストレーター）

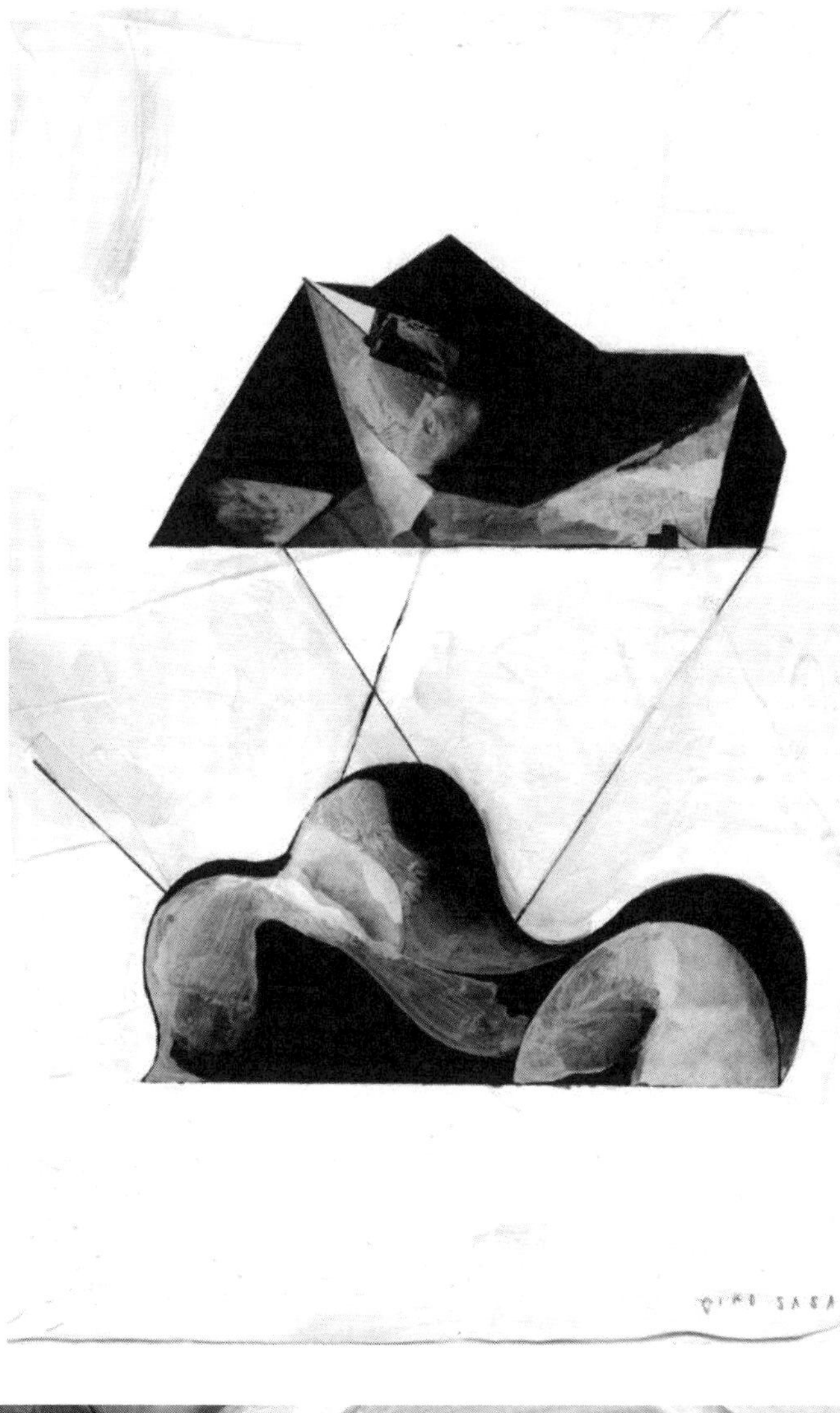

case.17

保険

「保険って使えないんですか？」というような質問をされることがたびたびあります。「使えたら、ずいぶん金銭面でもラクになるんですけど」

それはその通りでしょう。

「ラクになるのが身体面だけじゃなくて」

「……っていう意味ですよね」

「わかっているんじゃないですか、先生」

「……ええ、まぁ、そうで……」すけど……という言葉尻に噛みついてくるような勢いで、だったら保険を使えるようにしてくださいよッ！　と凄んできたりもしますが……「……それ」

「ん？　〝それ〟？」

「……それ……その要求……は」

「〝その要求〟？」

「……国の方に言ってくださいよ」

　というように返すこともあるのですが、いくらそれまで凄んでくるような熱量でしゃべり続けてきた患者さんでも、そのままの熱量で国にまで言いつのる人はなかなかいません。

「……国」

　あくまでここは〝国〟という領土の中にあるのです。

「……そうです。国です」

〝国〟にはお世話になっていることが多々あります。

「まぁ、なら、しょうがないですね」

　国が決めていることならしょうがない……というように声のボリュームを落としていって、結局みずから話題を変えていくような患者さんがほとんどなのですが
「でも」ここからがこの患者さんはちょっと違いました。「保険が使える治療院とかもあるじゃないですか？」

「……あぁ」

「ハリとか灸とかも」

「……はい」

「ありますよね？」

　たしかにございます。

「あれって」

「……はい」

「国がどうこうって話は関係ないですよね？」

「……いえ……」とだけとりあえず返した後の言葉は、わたしの方でもうまくすぐには継げません。「……そのぅ……」

「それとも、そういう鍼灸院は国とうまいことつるんでいるとでもおっしゃりたいんですか？」

話の向かう先が少し鋭く尖ってきているようでもあり
「国の方針にここの鍼灸院は合わせられないから」

その矛先がわたしに向けられてきているようにも感じられてきます……

「国の方針にここの医療施設は合わせられないから、保険は使えないってことなんじゃないですか？」

まさしくハリの尖端のように、わたしの方に向かってきます。

「国の方針に逆らっているから」

〝鍼〟というより、この〝方針〟という言葉の中にある〝針〟の方が合っているかもしれません。

「……まぁ」たしかにわたしは〝針〟ではなく〝鍼〟を打ちます。「……言われる通り、方針はいくらか異なっているとは思います」

　とはようやく返しつつも、べつに非合法的なことはしておりませんし、非国民的なふるまいも好きこのんでしたいわけではありません。

「……患部とは関係のない所にも、鍼を打ちますから」

　保険の原則的な対象となる患部のみのハリだけでは根治は難しい——と考えているだけのことです。

「……他に隠れている症状も診て治療していきますから」

　現在保険の対象となっている疾患は、神経痛、リウマチ、腰痛症、五十肩、頸肩腕症候群、頸椎捻挫後遺症の六つに限られています。

「……保険の適用には、医師の同意書が必要ですし」〝医師〟というのは、もちろん解剖学や生理学といった西洋医学側の知見を基に成り立っています。「……医師の方だって、なかなか説明のつかない医療に自分の患者を任せられないでしょうし」

　同意書を書くことが意味するのは、自分の患者を手離すことでもあります。これも国民保険の制約上、一つの疾患に対しては原則一つの医療機関に限られているのです。

「えッ!?　同意書を書いてもらうと、もう医院の方には治療してもらえなくなっちゃうんですかッ!?」

　たとえばこの患者さんが今抱えている〝腰痛症〟は、保険を適用する場合、複数の医療を受けることはできません。

「……はい。原則は」

「えッ」

メカニズムが体系立っている西洋側の医療をわざわざ手離すのは、なかなか勇気のいることでもあると思います。

「……国の保険も財政的にきびしいですから」

「一人にいくつもの治療はまかなえないと?」

もしわたし自身が患者であったとしても、保険を適用する場合は、無難に病院や医院を選ぶかもしれません……レントゲンや血液といった検査の権限もありますし。

「……まぁそういうことです」

「それはきついですね……」

「……ハリとかお灸の方は、はっきりと目に見える効果ではなかったりもしますから」国家資格とはいえ、〝鍼灸師〟にもハリとお灸の効果のメカニズムを説明するのはなかなか難しいのです……「……ついつい〝気〟とか」

〝エネルギー〟とか、抽象的な言葉で表すしかなく……

「あぁ、そういう単語はなんだか」

「……ええ」

「うさんくさいですしね」

「……でも、それしか言いようがない所もあり……」

なるべくわかりやすく、西洋医学上の〝神経〟や〝血行〟や〝筋肉〟や〝筋膜〟などに置き換えて説明しようと努力したりもするのですが……

「まぁそういう〝気〟や〝エネルギー〟といった所からアプローチしないと、血行や筋肉なども根本からはほぐれていかず、中で圧迫されている神経も解放されず……」

「はい？」

人体のメカニズムを説明しきることは難しく感じます……

「……はい」言葉そのものの力の無さを痛感するくらいです。「……えーと」

「えーと？　何の話です？」

「……効果は〝感じて〟ください」

と若干乱暴にも思う言葉に、最後は行きあたるだけだったりします。

「感じる？」

「……はい……まぁ、そのぅ……」

「感じるしかないんですか？」

「……そうです」

何故ハリやお灸を患部とは異なる場所にも打たなければいけないのか？

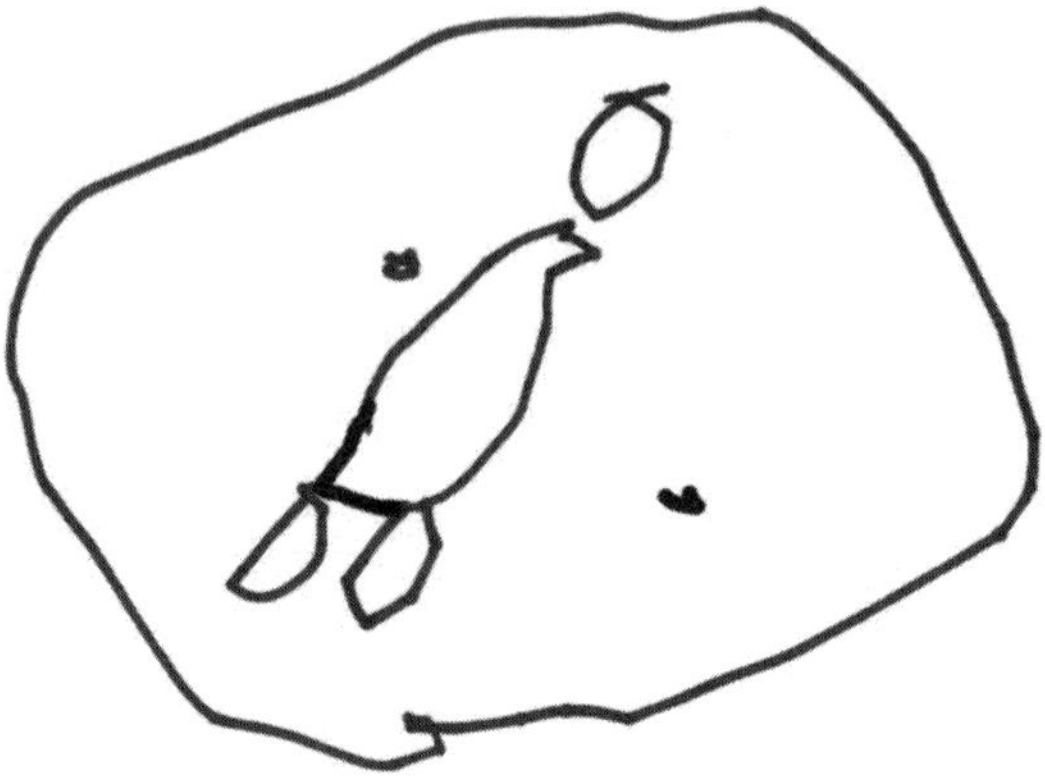

「まぁそれしか」

「……ないんです」

患部とは異なる場所に打っても効くのか？

「はぁ」

「……ええ」

患部とは異なる場所に打った方が効くことも多いのか？

「ふーん」

「……はい」

「でも」

「……はい？」わたし自身にも不思議に感じられてきますが、患者さんの反応を見ていると、巨大な道理が背後に見えてきます。「……でも？」

「でも、ラクになってきたのは」

「……ええ」

「たしかだわ」

大陸のように地続きになっている道理です。

大陸のように区切りや隔たりの見えない全身とも言い換えることができるかもしれません。

「……そうですよね」

「うん」

「……ええ」

少なくともこの島国・日本という局所をも呑みこんでいく規模の道理に感じられてきますが……

「身体面では、ね」

「……身体面」

「金銭面はガチガチなままだけど」

わたしもただ〝感じる〟だけです。

「……ガチガチ」

「今の腰よりガチガチで、バリバリ」

「……バリバリ」

言葉で説明しきれていない以上、国民保険にすみやかに適用されないのは当然のことのようにも思っています。

「でも身体がラクになれば」

「……なるべく金銭面でもご負担にならないような」
「おカネはいくらでも稼げるようになるかな」
大陸のようにさらにのびていって、いつか東と西が手をつないでいけば……
「……ご負担にならないような料金設定にはしているつもりですが」
「なぁーんて」
「……ええ」
「ははは」
「……金銭面にもつながっていけるような身体面にはできるように……」
保険の適用の範囲も面積もいずれひろがっていくことになるでしょう……

体験のことば　スズキロク（漫画家）

のん記出張版
〜豊泉堂で初めてのハリ〜

スズキロク

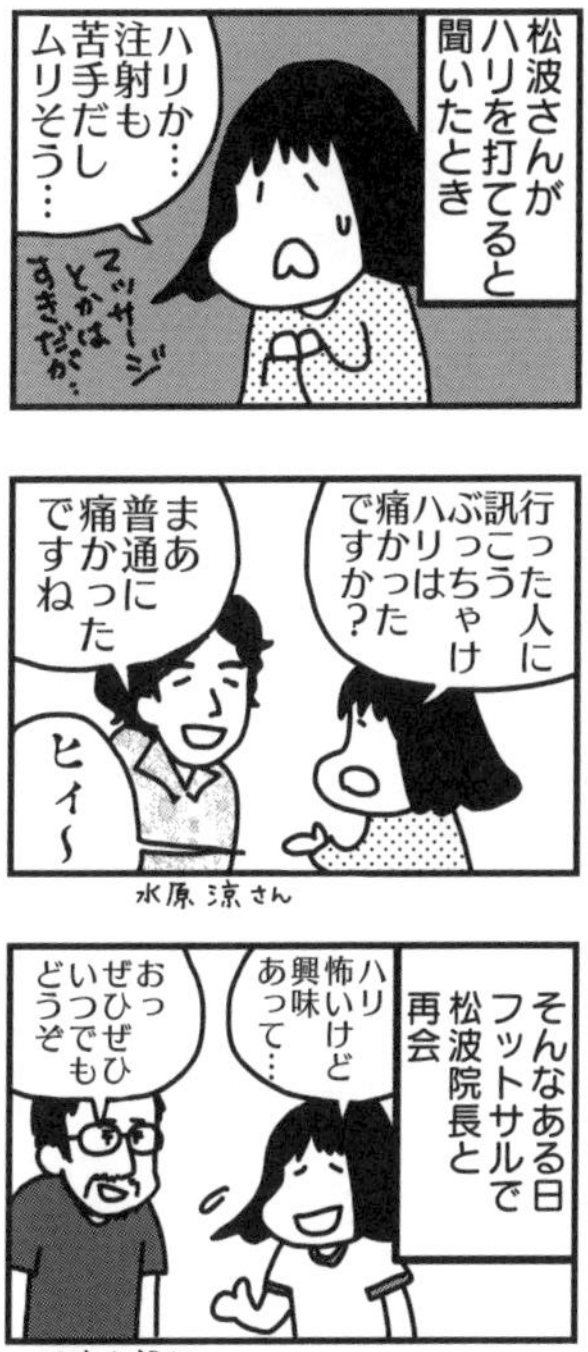
松波さんがハリを打てると聞いたとき
ハリか…注射も苦手だしムリそう…
マッサージとかはすきだが…
行った人に訊こう ぶっちゃけハリは痛かったですか？
まあ普通に痛かったですね
ヒィ〜
水原 涼さん
そんなある日フットサルで松波院長と再会
ハリ怖いけど興味あって…
おっぜひぜひいつでもどうぞ
松波太郎さん
よ…よーし予約します
お待ちしてます〜
勢いで予約完了

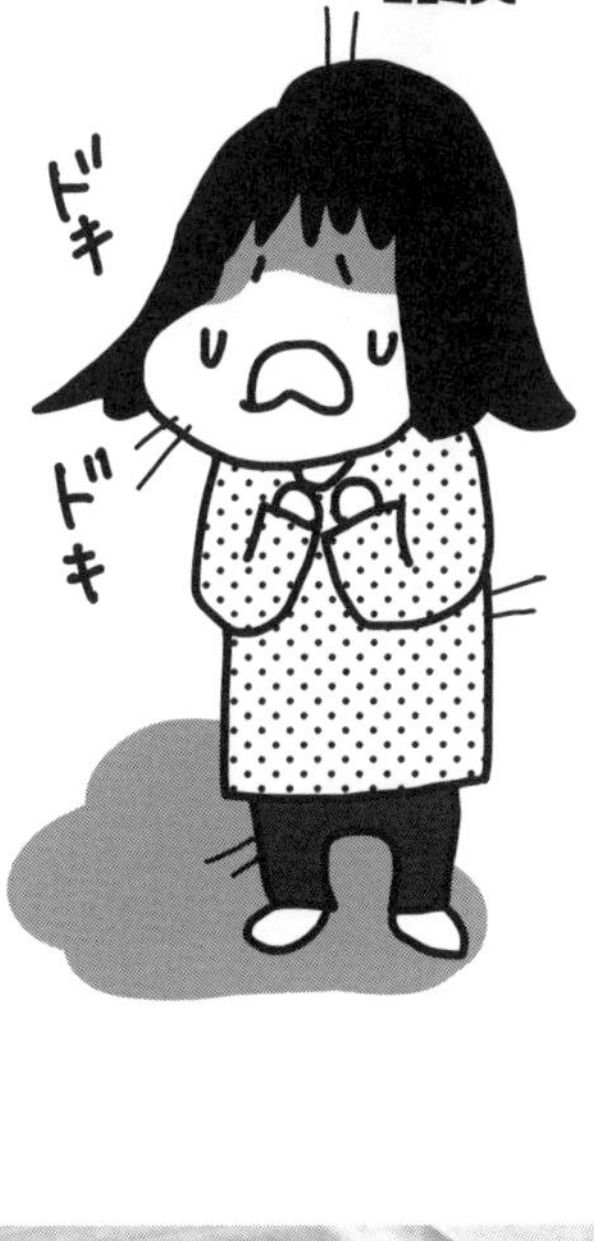
ドキ
ドキ

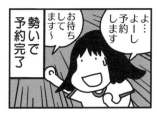

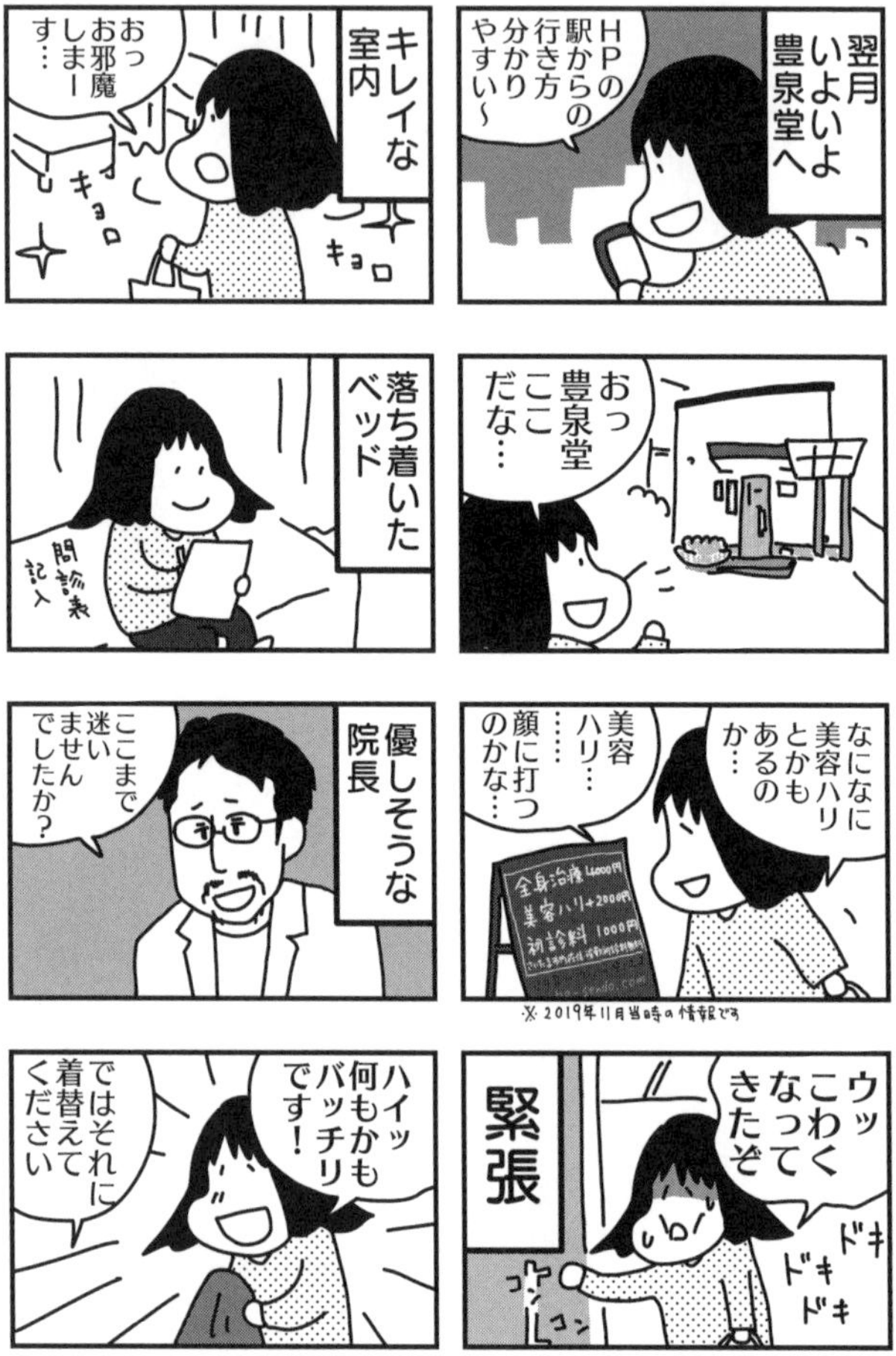

翌月いよいよ豊泉堂へ
HPの駅からの行き方分かりやすい〜
おっ豊泉堂ここだな…
なになに美容ハリとかもあるのか…
美容ハリ……顔に打つのかな……
全身治療 4000円
美容ハリ＋2000円
初診料 1000円
緊張
ウッこわくなってきたぞ
ドキドキドキ
コンコン
キレイな室内
おっお邪魔しまーす…
キョロキョロ
落ち着いたベッド
問診表記入
優しそうな院長
ここまで迷いませんでしたか？
ハイッ何もかもバッチリです！
ではそれに着替えてください

※2019年11月当時の情報です

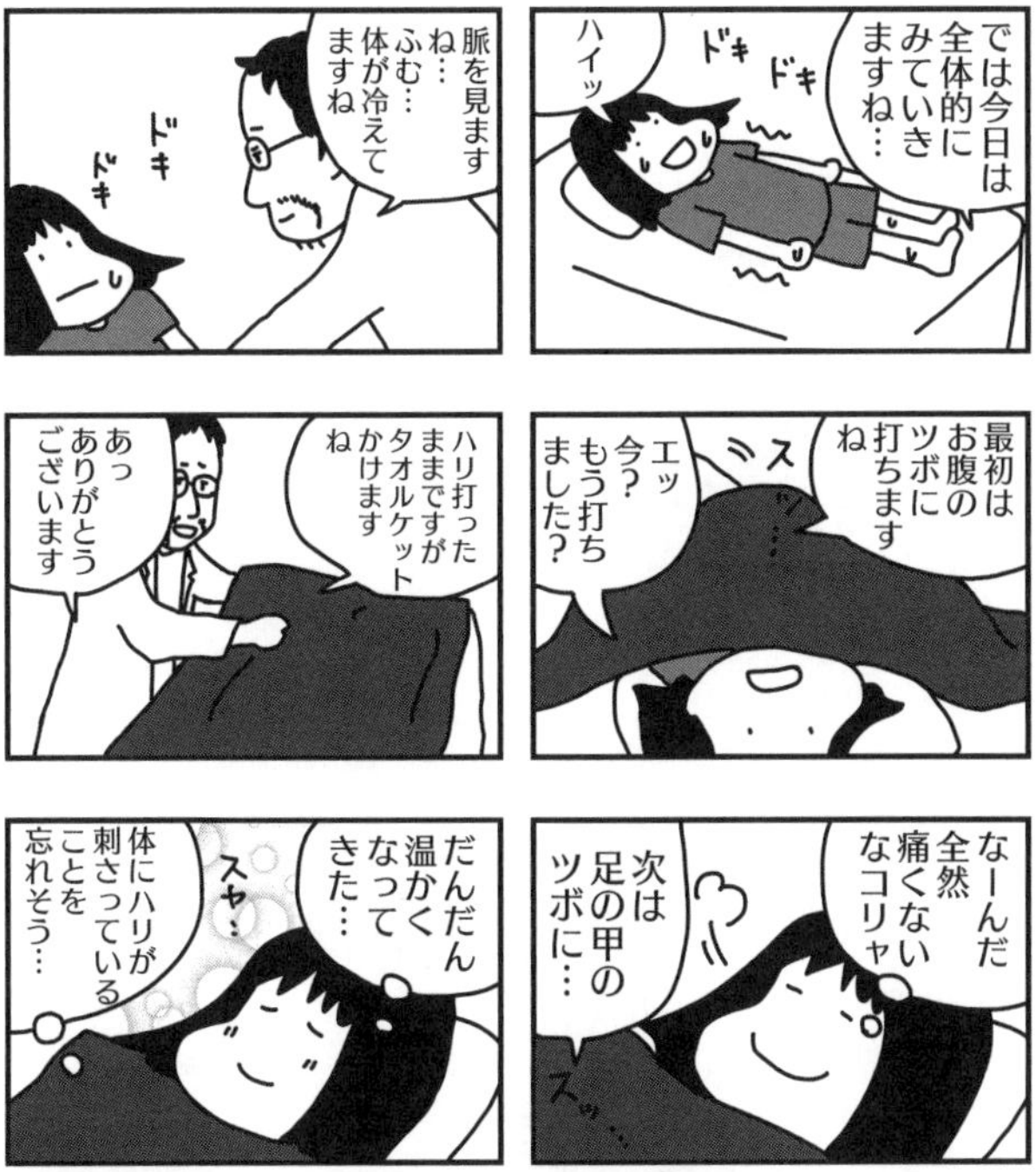
では今日は全体的にみていきますね…
ドキ ドキ
ハイッ
最初はお腹のツボに打ちますね
スッ…
エッ今？もう打ちました？
な〜んだ全然痛くないなコリャ
次は足の甲のツボに…
スッ…
いてえ
(心の声)
脈を見ますね… ふむ… 体が冷えてますね
ドキ ドキ
ハリ打ったままですがタオルケットかけますね
あっありがとうございます
だんだん温かくなってきた…
スヤ…
体にハリが刺さっていることを忘れそう…
いや忘れられん
(心の声)

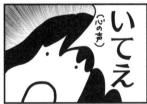

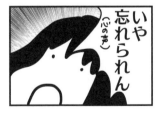

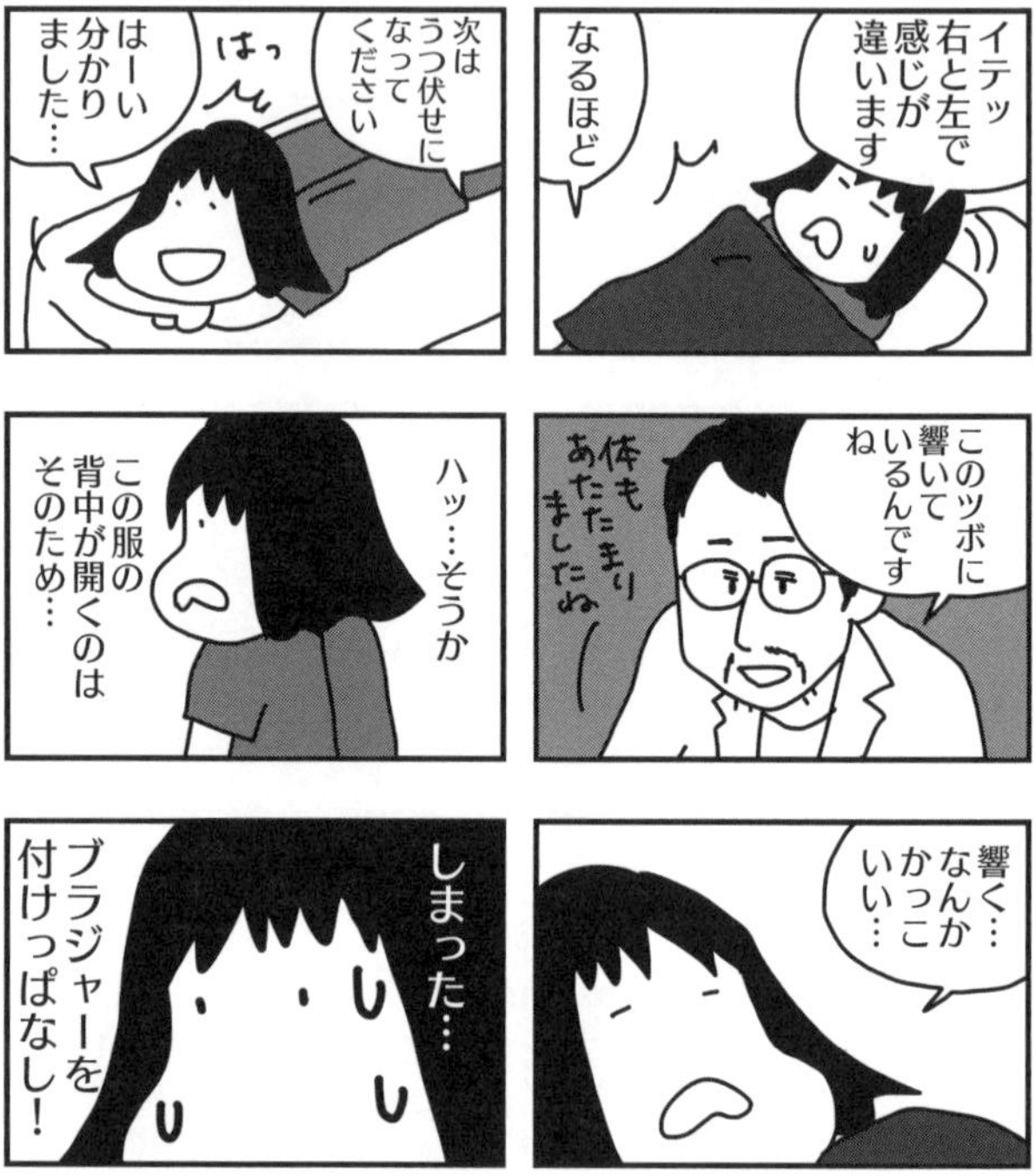

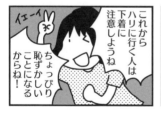

イテッ 右と左で 感じが 違います
なるほど
このツボに 響いて いるんです ね
体も あたたまり ましたね
響く… なんか かっこ いい…
ところで 緊張してて 汗で シーツが ベチョベチョ です すみません
わはは 大丈夫 ですよ
次は うつ伏せに なって ください
はっ
はーい 分かり ました…
ハッ…そうか
この服の 背中が開くのは そのため…
しまった…
ブラジャーを 付けっぱなし!
これから ハリに行く人は 下着に 注意しようね
イエーイ
ちょっぴり 恥ずかしい ことになる からね!

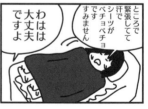

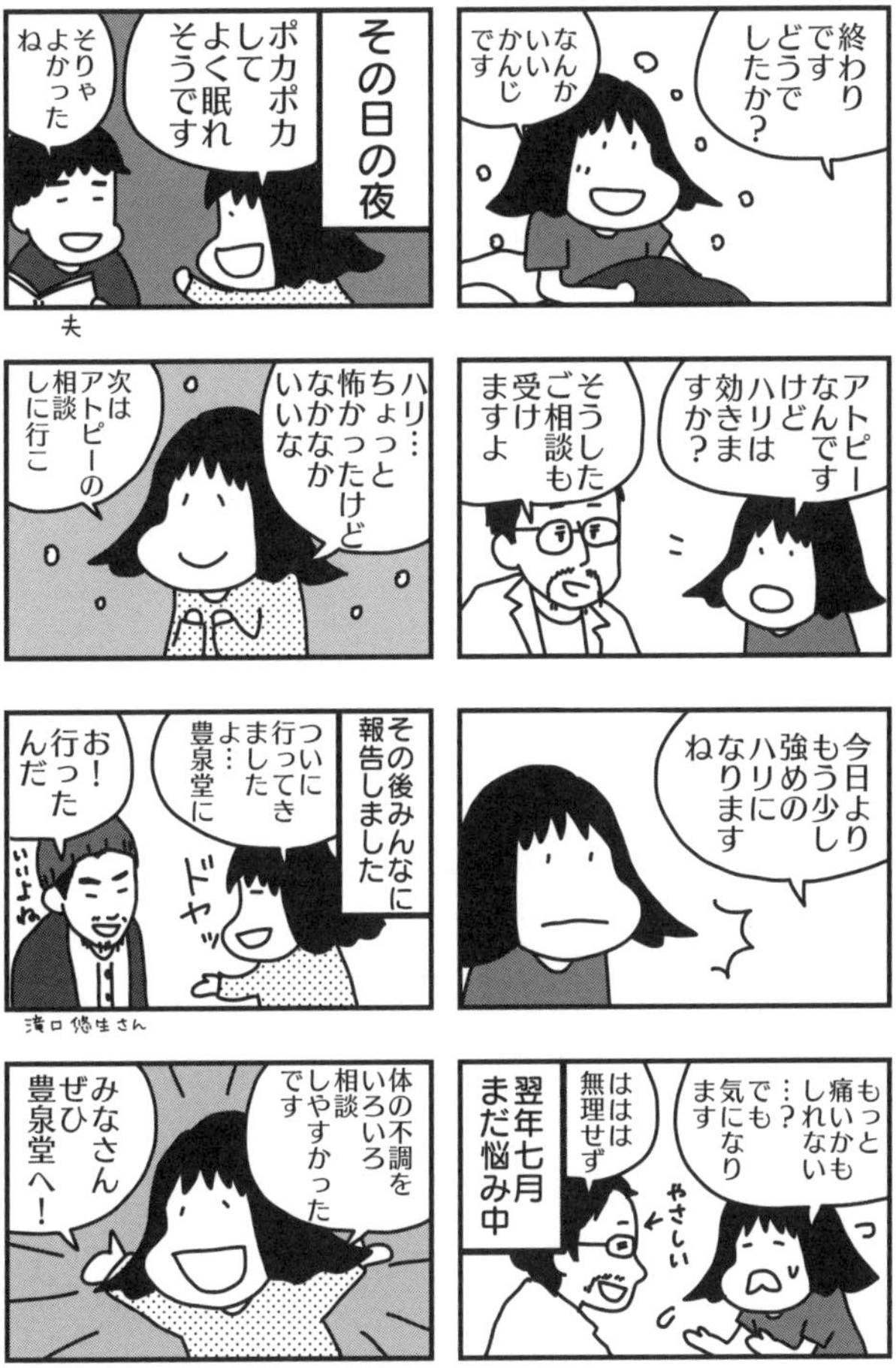
終わりです どうでしたか？
なんかいいかんじです
アトピーなんですけどハリは効きますか？
そうしたご相談も受けますよ
今日よりもう少し強めのハリになりますね
もっと痛いかもしれない…？でも気になります
ははは無理せず
やさしい
翌年七月まだ悩み中
その日の夜
ポカポカしてよく眠れそうです
そりゃよかったね
夫
ハリ…ちょっと怖かったけどなかなかいいな
次はアトピーの相談しに行こ
その後みんなに報告しました
ついに行ってきましたよ…豊泉堂に
ドヤッ
お！行ったんだ
いいよね
滝口悠生さん
体の不調をいろいろ相談しやすかったです
みなさんぜひ豊泉堂へ！

case.18

脈

〝完全予約制〟と打つと、なんだか敷居の高そうなお店と受けとめられがちですが、実際はそんなことはありません。

「今ハリを刺してくんねぇ？」

と突然院のドアを開けてたずねてくる人もたまにおります……

「今ほかに誰も患者がいねぇんならよぉ」

という言葉も一応付け足してきますが、玄関のタイルの目地を端から端まで見終えているようでもあります。

「ハダシで来ている患者でもいるんなら別だがよぉ」靴は一足も今は置いてありません

……「ユーレイでも来ているんなら」

と皮肉ぎみにも言ってきますが

「……えーと」どなたでしたでしょうか？「……そのぅ」

見覚えは何となくあるので、初めての患者さんではないのでしょう。

　ベッドの位置も把握しているようで、そのままカーテンをかき分けてあお向けになります。

「……ええ……まぁ……」

「まぁ？　いいってことかぁ？」

「……まぁ」

「そのぅ？」

「ほれ、まずは舌をみるんだろぉ？」

　と治療の順番も心得ているようです……いったいどなたでしたでしょうか？

「……うーんー」

　と思い出そうとしながら、手相のようにも積極的に出してくる舌の状態を視認します。

「……若干むくんでますかね」何ていうことのない舌の状態です。ありがちな舌と言ってもいいでしょう。「……両脇に歯形がうっすらと入っていますから」

「ほぉん」

「……ほぉん？」

「ほぉん、つって、納得しただけじゃあ」

〝ほお〟や〝ほう〟というような反応の意味だったのでしょう。

「……はい」

「酒の飲みすぎかんなぁ」

入室してきた時から続いているこの特徴的な口調？　なまり？　にも、そこはかとなく聞き覚えがあるのですが

「……そうかんもしれませんね」

名前は依然として出てきていません……

「……えーと」

「なんだぁ？」

「……次は」

「ハラだろ？」

「……まぁ」舌の次にどこを診るかはその患者さんの状態によっても異なってくるのですが……「……そうですね」

前回診た時は、そのような順番だったのでしょう。

「……うーんー」

おなかの方もこれといって特徴的な所見はありません。

「……うーんー」

それでも少し間をとり続けて、名前をそろそろ思い起こそうとします。

「……うー」前にもお話しした通り、当院では保険証は提示してもらう必要はなく、診察

券等の氏名が明記されている物も、真意は今となってはわかりませんが、初代の頃より一度も存在しておりません。「……んー」

単に診察券のような物を出すのが面倒だっただけかもしれませんし、患者さんにとっても財布がかさばるだけの面倒な物なのかもしれませんし……

「……うー」

そもそも〝氏名〟という物自体がただかさばるだけの面倒な物のようにも感じられてきた所で、ようやくおなかから手を離します。

「……んー……まぁ若干丹田、下腹の方の力が弱いくらいですかね」いわばおなかの方もありきたりな所見です。「……肋骨付近の方が若干こわばっていて」

「ほぉん」

「……緊張している状態ですかね」

「ほぉん」

「……横隔膜がおそらくつっぱっていて」

「ほぉん」

「……呼吸も浅くなっている状態ですかね」

「ほぉん」という反応の声も、うわべだけのただ浅い所を漂っているようにきこえてきた時には、この患者さんの手首をわたしはとっています……「ほぉん、今度は脈かぁよぉ」

「……そうです」

「なんかおかしいとこあっかぁよぉ?」

「……まぁ……いや……どう……ですかね……」とあえて尻切れにして、脈に集中します。

「……うーんー」

という声は、今度はまやかしなどではありません。

これはわたし個人だけの見解ではないと思うのですが、脈を診断するのが一番難しいのです。

「……あぁ」

それだけ情報がたくさん脈にはあるとも言えます。

「……ミヨシさんじゃないですか」

「おぅ」

「……どうもしばらく」

「誰だと思っとっちゃったんじゃあよぉ、オレをよぉ?」

「……いえ、ずいぶん久しぶりで、なんだかお姿の方も……」肥って、髪も薄くなった——とまでは口にはしませんでしたが、たしかシゲ何とかだったと思う下のお名前どころか、ミヨシという名字を受け持つ以前から定まっている個こそが、脈であるとは言えます。

「……あいかわらずの脈ですね」

「あいかわらぁず？」

「……ええ」キャラクターとも言い換えていいでしょうこの〝個〟も、微妙な所で他人の個ともかぶっていたりすることが多いのですが、この方の場合はひときわ浮いています。

「……あいかわらぁず」

「そっかぁよぉ」

脈自体も浮いていて、こちらの指を少し圧しこむと、すぐに触れられなくなる脈です。

「……ええ」と自分の方も軽いタッチと音量で返事を続けていきます。「……そうですねぇ」

「どんなぁミャークゥなんだぁよぉ？」

「……ミャー？」

「おぉい、ネコじゃねぇぞぉ、わしゃあ」

ゆったりとした脈のリズムでありながら、呼吸自体はやはり浅いようで、手首の皮膚のすぐ下をアプアプしています……

「ミャークだぁ、ミャーク」

そのアプアプにはそれほどの凸凹がないので、この人は呼吸をしていないんじゃないかと診落としてしまいそうになるくらいの繊細な脈状です。

「……あぁ、脈……えーと……」

脈の種類には28種類があるとされ、《浮・沈・遅・数・滑・濇・虚・実・長・短・洪・微・緊・緩・弦・孔・革・牢・濡・弱・散・細・伏・動・促・結・代・疾》と記述のある古典の通りにまで正確に分別できているわけではありませんが

「……うーんー……」と時間をかけて集中し続けていれば、おのずと〝個〟が見えて／診えてきます……「……んー……ん？」

このように診断にすら時間が割かれるので、〝完全予約制〟であることは、三代目のわたしもよくわかっているつもりです。

「ん？」

「……あのぅ」

「なぁーんだぁ？」

「……今って」少し言い方を考えます。「……疲れていたりします？」

と結局無難な所からきりだします。

「疲れ？」

「……ええ、まぁ……」

「そりゃあ疲れとるんじゃねぇのぅ」

と、やや他人事にきこえます。

「……疲れすぎて、もう峠をこえて」

「ほぉ」

「……感じなくなるくらいとかですか？」

おそらくこの疲れ方にこそ、このかたの個があるのでしょう。

「かもなぁ」

「……もうストレスも怒りも感じられなくなるくらいになってきていて」

という診立てには、左右合わせて六つの手首の位置の脈のバランスも含まれています。

「……ストレスや怒りを感じすぎて」

「どうだぁけぇなぁ」

「……マヒするくらいになってきてしまっていて……」

治療院に来ること自体が一つの症状の表れとも言えるのでしょうから、わたしがこれまで数回診てきているはずのこのミヨシさんの脈というのも、彼本来の日常的な脈ではないのかもしれません。

「まぁ感じることはねぇかぁなぁ」

「……ですよね」

「マヒしてんのも、感じねぇけんどぉ」

疲れがたまりにたまりきった後に、〝肝〟の脈が落ちこんでいって、骨のきわの底の方でじっと動かなくなる。

「……なるほど」

六つ全体の脈の状況としては、ごく浅い所をゆったりとアプアプしているのですが、唯一左手首の上から2番目の位置の脈だけは底にしか気配を感じられなくなっていくのが、このミヨシさんの脈の個となります。

「まぁもぉよぉなーんもぉやる気がしねぇくぅてぇ」

一足先に溺れて沈んでいってしまったようでもありますので……

「なーんもぉ感じんのもぉめんどぉくぅせぇ～」

まずはこの肝の脈を引き上げる治療からしていきます。

「……血の動きを最もコントロールしている場所が疲れ果てているようなので」

「ふぅ～んぅ」

「……ここが弱まってくると、忘れっぽくなったり」というような性質が〝肝〟にはあるのです。「……〝完全予約制〟ということも忘れてしまったり」とも、小声でさりげなくハリのようにチクリと言っておきます。

「完全よぉ……」

「……いえ、何でもありません、気にし……」

「そこはどこなんだぁ？」

「……そこ？　あぁ、肝です」

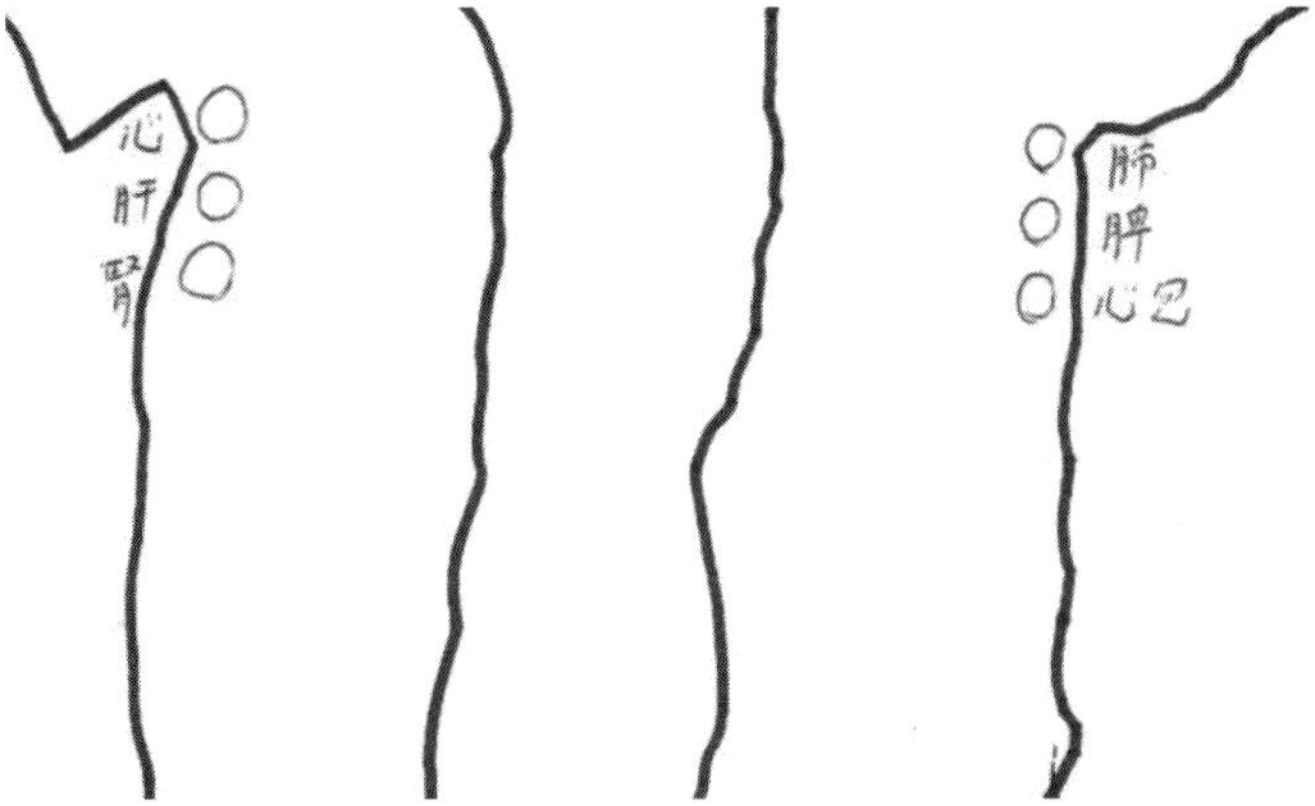

「カァン？」

「……肝臓の肝です」

「あぁ、カンゾー」と飲み友達のようにも言ってきますが、人名ではもちろんありません。「のアタイが高ぇとは医者にも言われてんなぁ」

「……そうですか」

けっして西洋医学や解剖学における〝肝臓〟をそのまま意味しているわけではないので、肝数値とまではわたしの口からは言いません。

「関係あんだぁろぉ？」

「……あるのかもしれませんね」

というくらいの反応しかしません。

「やっぱぁカンゾーのせいかぁ」

「……少しチクッとするかもしれません」

肝の所の脈だけをまずは引き上げることのできる経絡上の経穴《ツボ》にハリをそっと釣り竿のように置いて、底の脈が食いついて引き上がってくるのを

待ってから

「おぉ」全体にもアプローチをかけていきます。「なんかぁゾワァゾワしてきたぁ」

「……ええ」

「おぅ」

「……あれ？」

「なんだぁ、どうしたぁ？」

「……ハセガワさん」とまた別の人の脈の個と錯覚するようなプロセスをへてから、全体としても脈の位置が安定してきました。「……いや、タカハシさん……いえ、すいません」

「あ？」

「……人ちがいです」

いざハリとお灸を用いて治療してみると、それほど個の強い脈ではなかったようにも感じられてきます……

「名前まちがえるなよッ」

というように、口調にもいくぶんメリハリが出てきて、ドスがきいてきたようにきこえます。

「ミヨシだっけぇ」

さすがに出自とおぼしい訛りまでは抜けていきませんが、音そのものの方は齢に応じた低さで安定してきておりますが……

「わしゃ、ミヨシ・ヒロシゲ」

きっとまた個を見せに来るのでしょう……

「……ヒロシゲ」

「そうだよッ、忘れんじゃねっぞ、いくら先生でもよ」

「……はい」

「しっかし」

「……はい」

「今日は雨すげぇな」

「……ええ、台風も」

「んよっ」

「……近づいているみたいですね」

「どしゃ降りだ」

「……ええ」

その時にはまた氏名の代わりをしてくれるのでしょうから、こちらとしても、まぁ、助かることなのかもしれません。

「この後もきっと今日は来ねぇんじゃねっか、客は」

「……客……まぁ」

「また疲れきったら、来るわ」

「……ミヨシさんだと」

「あ？」

「……わかる前くらいに来ていただいた方が……」

玄関の外の雨足の音が、足音そのもののようにもこだましてきます……

「何言ってんだ、先生？」

「……ミヨシさんご本人のお体にとっては良いと思いますよ」

自分でも何を言ってるのか、よくわからなくなってきていますから、あとで自分の脈も診てみようと思います……自分自身も〝完全予約制〟を忘れた患者のように感じられてきます……

体験のことば

滝口悠生

（小説家）

この「体験のことば」を記している松波院長の「元職場の同僚」の面々を見ればおわかりの通り、院長は文芸とりわけ小説に造詣の深いひとである。ものした作品も数多い。立派な経歴をお持ちだ。

しかし小説家にとって経歴や業績、つまりすでに書き上げた作品というのはあまり重要ではなく、我々が関心を持っているのは常に、まだ書かれていない、これから書かれうる作品のことである。そしてそのために必要なことは、小説について考えることである。もちろんそう考えない人もいるかもしれないけれど、松波院長と私は、直接そんな話はしなくとも、おそらく同様の姿勢で書くことに向かっていたから、お互いの作品を興味深く読み、親しくなったのではなかったかと思う。

小説の話ばかりしているけれど、私はここが鍼灸院であることを忘れているわけではない。文芸に通じその方面の業績がどれだけあろうが、鍼灸医としての院長および医院の技術や方針とは何ら関係がない。診察室にいる松波太郎は、鍼灸医である。院長に招かれて言われるまま診療着に着替えて診療台に横になった私からは見えない彼の手は、文章を書き連ねるのではなく、私の身体に鍼を刺す。これまで時々、腕や肩をマッサージしてもらい、健康状態などについて助言をもらったことはあったが、こうして本式に施術されるのは初めてのことだ。院長が、私の身体に新作小説を彫りはじめたらどうしよう。最近は公衆浴場などでタトゥーの規制が厳しくなりつつあるが、私はあんなに厳しくしなくてもいいんじゃないかと思っています。

いや、ここは鍼灸院なので、黙って刺青を入れたりすることはありません。安心して背中を預けてください。院長は言う。

そう、彼はちゃんと免状を、国家資格を有しているのだ。

ただ……、と院長は続ける。日本では現状、刺青やタトゥーの施術に関する免状はないので、技術があれば誰でもやれちゃうんですけどね。

ああ、ニュースでやっていましたね。

無免許で施術した人が摘発されたり、それに反発して彫り師が裁判を起こしたりね。しかし繰り返しますがここは鍼灸院で私は鍼灸院の院長であるので、安心してください。

私はときどき鍼治療に行くことがあるが、今まで一度も自分の体に鍼が打たれた瞬間を見たことがない。それに、他人の体に鍼が打たれる瞬間も見たことがない。あれはどのくらいの太さなのかと思うし、なにより、つんと刺された鍼がまだ刺さっているのか、もう抜けているのか、いつもわからない。そんなことだから、どこにどんな鍼を打たれようが、基本的には身を任せるほかない。それでも、打たれた鍼の先が、皮膚の内側には違いないがどことははっきり言えないあたりで、何かに届き、響く感じがする。

あ、響きましたね、と院長は言う。手と鍼の向こうにあるはずの私の皮膚の内側の響きを、松波院長は看て取る。

いわゆる「ツボ」というのは、どうして「ツボ」と言うのでしょうか、と寝台にうつ伏せたまま私は訊ねてみる。

なんででしょうねえ、なかなかいい呼び名だと思いますが、と院長は言う。東洋医学では、身体中に走る経絡《けいらく》という線上にあるポイントを経穴《けいけつ》といい、これが日本で言う「ツボ」である、と教えてくれる。経絡というのは動脈や静脈と重なる部分も多く、そこを重視する点では西洋医学と同じだが、かといって東洋医学の考え方と全部が一致しているわけではない。そのへんがなかなか説明が難しいところなんです、と院長は誠実に解説してくれる。あ、また響きましたね。

たしかに響く。曰く言いがたい感覚だが、響くと言われるとその表現はしっくりくる。身体のあちこちに「壺」があり、そこに刺激を与えると、響きがある。響くためには空間が必要で、そのポイントを「経穴」つまり穴と言ったり、内に空洞をもつ「壺」と言ったりすることに、身体的な合点がいく。

なるほど、さすが小説家ですね、言語感覚が敏感だ。

いやいや自分だって。

鍼を打つのは物理的な作業だが、身体の表面のなんの目印もないポイントを刺激してその奥にある空洞に響きを与える、というのは小説を書くことに似ている。即ち「今・ここ」とは隔たったどこか遠い場所に向けて、言葉という目に見えないものを使って、連絡を試みること。

小説のおもしろさは何なのか、どんなものなのか、と時々訊かれるが、なかなかうまく答えられない。読んだ言葉から刺激を受けるが、その言葉じたいがいつでもおもしろいのではなく、そこからちょっと離れたところで何かが響く。鍼の刺激もそれに似ていて、得られる響きは、鍼の先からちょっと離れたところにある。

小説とは何か、小説家にもよくわからない。それは小説家だった松波太郎が、小説を書くことで考え続けた問いでもある。

私は、松波太郎が、言葉を用いてまたいつか新しい作品を書くことを期待している。けれども、おそらく彼にとって、私の身体に打った鍼のひとつひとつもまた、小説を書く作業と無関係ではない。彼にとっては、鍼を打つことも「小説」の形態のひとつなのではないか。彼はやはり私の背中に鍼を打ちながら、私の身体に新しい小説を書いていたのではないか。そしてこれから彼のもとをおとずれる、多くの人々の身体にも……?

そんなことを思うのは滝口さんが小説家だからじゃないですか、と院長は言う。鍼を打つことが「小説」の形態のひとつなのではなく、「小説」が鍼を打つことの形態のひとつなのかもしれないじゃないですか。

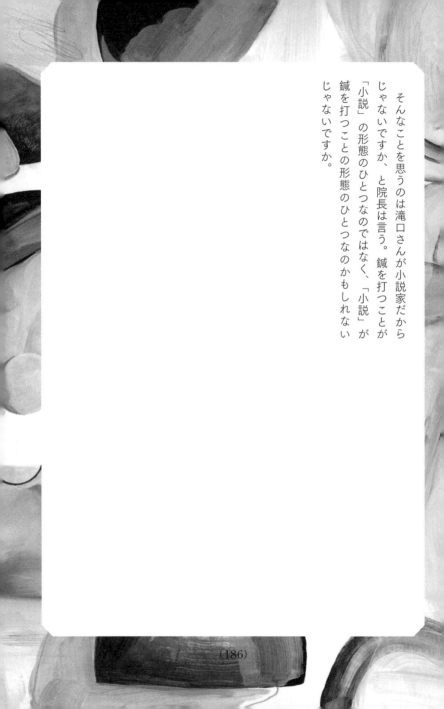

case.19 もちの話

「よし、これでいいでしょうッ！」

「ありがとうございます！」

「気分はいかがですかッ！？」

「サイコーですッ！」

「それはよかったッ！」

「生まれかわったみたいにッ！」

「はいッ！」

「体が軽いですッ！」

「またご来院くださいッ！」

「よろしくお願いしますッ！」

治療したわたしの方まで体調が良くなってくるようなこのようなやりとりは、実は治療中から始まっていて、たった一本のハリをあてただけで劇的に良くなっていたのです。

「……一気にゆるみましたね」と、ついわたしの方もつぶやいてしまうような反応を起こしていたのです。「……一本のハリをあてただけですが」

さらに正確に言うと、ハリを通すための管（鍼管《しんかん》）の丸い先端を置いただけですし

「……それもまだハリではないのですが」置いた場所というのも、重だるさを引き起こしているという背中ではありません。「……背中でもないのですが」

「手の小指ですよね」

そうです。

「……まぁたしかに気などの通り道とされている経絡《けいらく》としては、この小指から肩甲骨や首の方にもつながっていて」肩甲骨周辺や首の筋肉もいわゆるガチガチな状態だったのです。「顔面部で経絡を変えて」小腸経《しょうちょうけい》という名前から、膀胱経《ぼうこうけい》という名前に変わりながらも、経絡は続いてゆきます。「後頭部から背中、腰、でん部、太腿、ふくらはぎ、足の小指の方へと続いていきますが……」

この後にはふくらはぎの承山《しょうざん》や飛揚《ひよう》という経穴や、反応が薄いようなら先端にある至陰《しいん》という経穴にもハリをするつもりでいました。前にここでもご紹介した逆子に効くことの多い経穴です。

「……この一穴だけで」経穴《ツボ》の数詞は〝穴〟です。「……一気にゆるみましたね」

といった所から、なるべく当たりの強くない施術を心がけて、良い状態のまま治療を終

えます。

「どんどん良くなってる気がしますッ！」

効果がすぐに出ているような方に治療量をどんどん加えていくと、一周してぐったりするようなことがかえってあるのです。

「先生ありがとうござーしたッ！」

もともと経絡そのものは滞りなくきれいに開通していったのだろうことを、さっそうと靴をはいて一歩二歩進んでいく帰途に合わせて望んでいると
「あッ、そうだッそうだッ、先生ッ先生ッ」とすぐにその大腸経《だいちょうけい》のようなカーブを描いている帰途を引き返してきます……どうしたのでしょう？「これッて？」

「これッ？」

「あッ、すいませんッ」とすがすがしいまでの敬礼です。「つい省略しちゃって」

首の可動域も拡がっていて、顎が胸につかんばかりです。

「この調子ってッ」

「はいッ」

「いつまでもちますかッ？」

「もちますかッ？」

「もちの話です」

「あぁ……もちの話」餅をついては水をさっと付けるテンポでここまで来ましたが、そのもちではないでしょう。「……持続の」

「ええ」

「……もち」

「そうです」

餅ではない方のもちを思いうかべたわたしの方から、テンポを失調させつつあるのかもしれません。

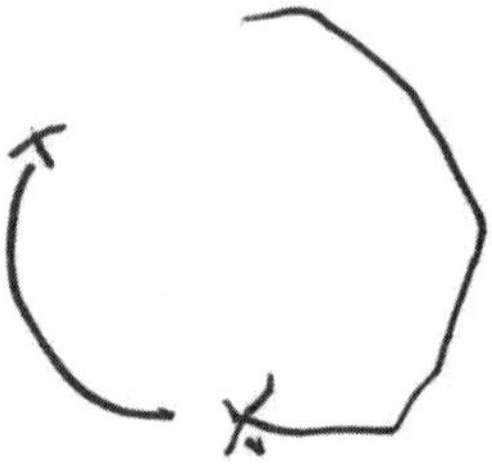

「この調子って、一体いつまでもちますか？」相手の患者さんの方の体育会系とも言っていいようなテンションも、心なしか文化会系の落ち着いたものに変わってきている気がします……「先生」

一気に改善された分だけ、戻りも早いのかもしれません。

「……そうですね」

「ずっとですか？」

もちろん一概には言えないのですが、ハリ灸の効果というのは大体2、3日〜10日ほどで再び元の状態に戻ってくるように感じています。

「……ずっとというのは、なかなか……」

中にはたった一回の治療で症状が改善されたまま、ずっと——というようなケースもありますが、そう頻繁にあるケースではございません。

「……日ごろの姿勢や食事にも気をつけていただいて」ちなみにわたし自身の体は大体4、5日ほどで戻ってくるように感じています。「……それでもまた時間と共に戻ってくるとは思います」

戻ってくると言っても、完全に治療前の悪い状態に戻ったり、さらにリバウンド的に悪化していくことはそうそうないように見受けています。

「ですよね、やっぱり」

「……おそらく」

あくまで体感や自覚としての問題だと思いますが、そのように感じてくる前に願わくば治療を二回、三回……と重ねていただきたい。

「……ですから、最初のうちは回数をつめて通っていただきたいんです」

「はい」

「……くせをつけていただきたい」

「うん？」

血行や体調の良い状態をキープし、くせをつけていただきたい。

「くせ？」

「……くせです」

「においではなくて」

「……くせです、くせ」とイントネーションをあえて尻上がりにします。「……調子が落ちてこないように道すじを作ってあげるのです」

「道すじ」

「……ええ」

「それからだんだんと間隔をあけていくってことですかね？」

「……そういうことです」

やはり調子が良くなっているらしく、呑みこみも良いようです。

「なるほど」

「……わかりますか、これだけで？」

「はい」

「……ええ」

「じゃあ」

「……はい」

「そろそろ帰ります」この端的に感じる説明だけで満足したのか、すみやかにまた帰途の方へと向き直ります。「じゃ3日後にまた来ます」

この帰途もまた１２はあるとされている経絡のように一周しているのかもしれません。「……ご予約承りました」そしてまた来ては帰っていくのでしょう。「……お待ちしております」

くり返し、くり返し、ついては、ついて、です。

体験のことば

ふくだももこ

（小説家・映画監督）

〈ハリと恋〉

小説家として出会った松波さんから「ハリ灸の治療院はじめます」と連絡がきたとき、ハリもお灸もしたことないけれどわくわくしたので、1000字くらいで書かれた松波さんの丁寧なメールを見た瞬間「えー！　行きますー！」と返信した。（松波さんに「20分くらいかけてメール書いたのに返事早すぎ！（笑）」と言われた）

当日、松波さんが間借りしていた新大久保の治療院に向かうため電車に乗っていると、目の前に座っていた女子高生二人組が「じゃあまたYouTubeで！　バイバーイ！」と謎の言葉を発して別れたり、改札をぬけてすぐの道にコンドーム（未使用）が落ちていたり、まだ治療も受けていないのに来てよかったなと思いながら治療院へと入った。

久しぶりの松波さんは白衣姿で「今まで会った時も白衣着てたっけ？」と記憶があやふやになるほど自然で似合っていた。（※以下、松波先生と呼びます）

事前に「施術前はお酒控えてね」と言われていたのにもかかわらず前日の夜から朝まで友達と飲み歩いてしまった私は松波先生に謝罪し、「大丈夫ですよ」と笑顔の松波先生に施術用の服（半袖半ズボン）に着替えるよう促された。

なんせこういう場所に疎い私の頭には「施術の際、半袖半ズボンを着る」という認識がなく、寒さもすっかり顔をだした11月半ば、体毛の処理が完全にゆるゆるだったため松波先生に「すいません毛がボーボーです」と謝罪。笑顔で「全然大丈夫ですよ」と〝あくまで仕事である〟というスタンスを貫くことで私の羞恥心を軽くしてくれた松波先生に感動。

いよいよ施術がはじまり、私の体にハリが…！　一本刺されてチクリ！　そこで思い出したが私は注射の類が苦手だった！

しかしそんな痛みはすぐに慣れ、松波先生の丁寧な説明のもとハリが体に刺さる。ところどころ体の内側から細胞や筋肉を鷲掴みにされたような鈍いような突き刺すような痛みが走り、妙齢の女性なのに「イッッッテェ〜〜!!」と叫んだりしてしまったが松波先生は「ここは肝臓のツボですね〜ちょっと疲れてるね〜」等とやさしく説明してくれた。

治療中、延々喋り続ける私に丁寧かつ的確なツッコミをいれてくれたり、小ボケに軽く笑ってくれたり、松波先生とのやりとりは本当にたのしく、ハリ灸の治療に来たのにまるで飲み会をしているような感覚を得られた。何を言っても対応してくれるので、こんな先生がいるならなんか誰かとしゃべりたいな〜くらいの感覚でハリ灸の治療に行ってもいいかもしれない。体も軽くなるし！　松波先生の治療を受けた数日後、恋人もできました！　すごい！

何よりびっくりしたのが、生理が軽くなったこと！　二日目はいつも歩けなくなるほど重い私の生理どこ行ったん!?と感動です。

cace.20

脳血管障害の後遺症

初代が遺してくれた治療ノォトというものがあるのですが、そのまま現在においても適用させてもらっている治療法もあれば、記されている通りには現在は行なっていない治療法もあります。

〈壱〉　患者の人中に刺鍼すべし。

〝人中〟というのは経穴《ツボ》の名前で、鼻の下の溝にあります……

〈弐〉　刺したまま雀啄すべし。

〝雀啄《じゃくたく》〟というのは文字通り、雀《スズメ》が啄《ついば》むようにくり返し何度も上下に動かす方法です……

〈参〉　患者の涙袋が潤い満ち溢れて来るまですべし。

この後も四、五、六……と拾《じゅう》まで漢数字が振ってあるのですが、わたし自身の涙袋の方が〝潤い満ち溢れて来る〟ような内容の治療法です……

以上、中風の治療方途なり。

〝中風〟というのは、脳出血や脳梗塞などの脳血管障害による半身不随や片まひ、言語障害、手足のしびれやまひ等をさすかつての呼び名です。風ニ中《あた》ル——が語源の中国から来た呼び名のようです。

臆さず刺鍼すべし。臆した所をこちらが出してはいかぬ。

と自分を鼓舞しているかのような精神論的文句もめずらしく追記されていることからしても、初代もあまり用いたくなった治療法なのかもしれません。

「……たぶんやりたくなかったんだろうなぁ」

本心としては後代を鼓舞激励していただけかもしれませんが、少なくとも三代目のわたしは用いたくない治療法です。

「……今は他の方法もあるし」

おそらく当時中国から輸入される形で日本でも知られるようになった醒脳開竅法《せいのうかいきょうほう》を初代は参照したように思う治療法ですが――たしかに本場・中国ではその〝脳〟を〝醒〟ます刺激的な方法により効果を上げているケースが多々ありますが
「……やっぱり痛いのはなぁ」なるべくなら、患者さんにあまり痛い思いはしてほしくない……「……避けたいなぁ」

涙袋を潤し満ち溢れされたいのは、患者さんからの感謝の時だけでいいです。

「……患者さんのためにも」

治療ノオトの見開きの最初のページには、〝時代も移り変われば自然界も僅かながらも移り変わる。よって人体も僅かながらも着々と今後移り変わっていくだろうから、このノオトの中身の方法も変えていくべし〟というような文言がたしか載っていたはずなので、少し申し訳なく思いつつも、新しい真っ白なノートを持って、他のハリ灸の学会にも参加したりしています。

「……寒いですね」

というのは時候のあいさつではなく、本当に寒いのです。

「……やっぱり」まだ11月の初旬です。「……北海道は」

脳血管障害の後遺症に対する治療法は、患者さんのなるべく負担にならないような形で、醒脳開竅法以降もいくつか出てきています。

「ようこそ山元式新頭鍼療法へ」

中でもYNSAともアルファベットで略称される山元式新頭鍼療法《やまもとしきしんとうしんりょうほう》というのは、名前の通り山元さんという医師のかたが開発した日本独自の治療法で、とくに人気があり、学会に参加しようとしても東京や大阪などはすぐに満杯になるので、今回わたしは北海道まで来たわけです。

「開始までもうしばらくお待ちください」

山元式新頭鍼療法——以下〝YNSA〟では、頭皮のみ原則ハリを刺す治療法で、負担が少ない上に、治療家自身もあまり手間をかけずに出来るのが人気のようです。

「席の方におかけになってお待ちください」

海外でも人気のようで、会場内では〝YOUは何しに日本へ?〟というバラエティー番組で紹介されたオランダ人医師がはるばるYNSAを学びに日本に来た映像が開始前まで流されていました。

「映像でもご覧になってお待ちください」

同じ映像はインターネット上にもありましたので、参考がてら載せておきます。

「時間になりましたので、これから始めていきます」

もしかしたら車の中で開始を待たれていた方のものでしょうか。

（※　もしかしたらすでに視聴できなくなっているかもしれません）


きっと外国のかたにも学びやすい治療法なのでしょう。

「ＹＮＳＡはツボの数も少なく、基本的には誰が行っても同じ治療法となります」

もちろんすべてをソツなくこなすには修練が必要になってくるようですが、入口としてはとても学びやすい治療法だと思います。

「刺すのも原則頭皮のみです」

「……頭皮のみ」

「刺すハリの太さも原則決まっています」

ハリは５番鍼（０・25㎜）を使うそうです。

「……５番……ですか」当院では基本１番鍼（０・16㎜）か２番鍼（０・18㎜）あたりを使

うことが多いので、だいぶ強い刺激のように感じます……「……はい」

やはり一定の刺激がなくては、脳血管障害の一筋縄にはいきづらい後遺症に著効を上げていくのは難しいということなのでしょうか。

「……やってみます」できることならやはりあまり太いハリは刺したくありません……

「……おっ」

「おっ？」

「……やっぱりけっこう響きますすね」

「この響きはやはり大事ですから」

「……ええ」

いくら脳に障害を起こしていたとしても、痛く感じることはあるでしょうし
「……ちなみに、効果はどれくらい持続するのでしょうか？」

「個人差はもちろんありますが、そうですね、最初は2日とか3日とかですかね」

「……2日とか3日とか」

効果をより持続させるためにも、脳の上層の頭皮以外にも刺してみてもいいように感じたのが、正直な所です。

「治療を重ねていくと、さらに効果は……」

「……ええ、ですよね、それは」

YNSAで学ばせていただいたこともいくらか組みこみつつ、1番や2番といった細めのハリでその分全身の要所に刺してみてもいいようにも感じて
「……どうですかね」帰院後さっそく身の回りの人々から治療を始めています。「……痛くはないですかね」

「痛ぁねぇよ、んなに」

すでに半年ほど治療を重ねていますが、反応はずいぶん良いように思います。

「動ぉく方がうれしいよぉ」というように、言葉の方も後遺症があった割にはよくきこえるようになってきている気がします。「んとに」

「……ええ」

「前よぉりぃ、前よぉり」

「……ですよね」

こめかみ付近や頭皮上に太めのハリを刺すと、響きが後日にまで持ち越される方が、脳の障害/健常とわずやはりいらっしゃるようなので、その響きを分散する意味でもやはり全身に対するアプローチが必要になってくると、個人的には感じています。

「……じゃあ手や足の方にもハリをしていきますね」

きっと初代も感じてくれているでしょう……

時代も遷り変われば

治療ノオトの現物をずいぶん久しぶりに覗いてみると、〝移り〟ではなく〝遷り〟でした……

自然界もわずかながらも遷り変わる。

〝わずか〟はひらがなでした……ヒトの脳というのは、血管障害を起こしていなくてもあやふやな所がずいぶんあります。

よって人体もわずかながらも着々と今後遷り変わっていくだろうから、

ちなみにYNSAが行っている頭皮針は、健常者の肩コリや腰痛等にも対応しているそうです……

このノオトの中身の方法も変えていくべし。

もしかしたら治療する側のわたし自身も、5番鍼を平気で使う時代／自然界／人体に遷っていくのかもしれませんが……

後代自身でもノオトを積み上げていくべし。

それはcase.100くらいのお話でしょう。

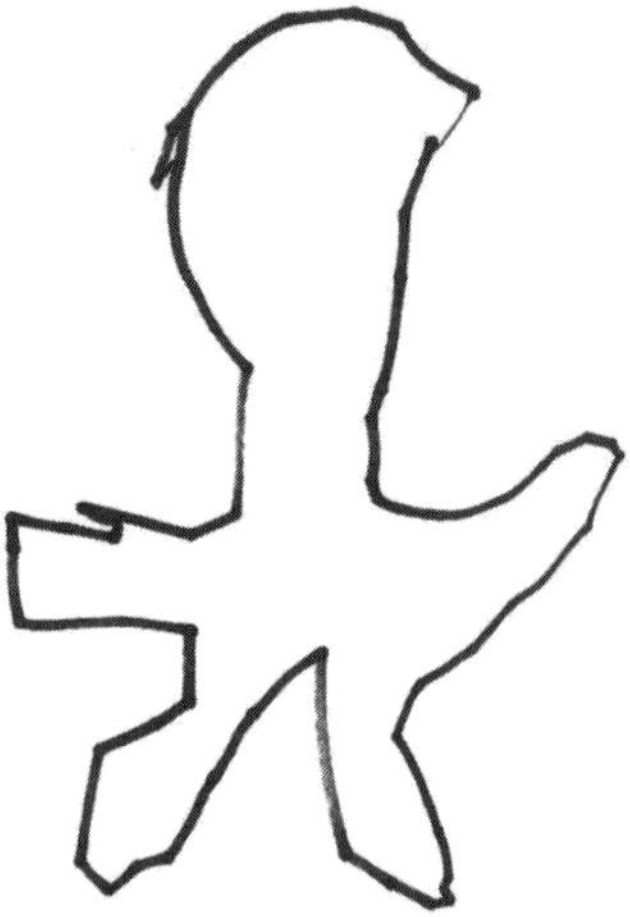

Q&A

・ハリは何でできているんでしょうか?
→当院で使用している刺すためのハリは、すべてステンレス製となっております。

・もぐさって原料は何ですか?
→よもぎの葉を乾燥し、葉についている裏側の部分だけを集めて乾燥させたものです。

・予約をとらずに行ってもいいですか?
→なるべくお待たせしないように、当院は完全予約制となっております。

・保険は使えますか?
→すみません。取り扱っておりません。

・クレジットは使えますか?
→すみません。当院では扱っておりません。

・領収書をなくしてしまいました。再発行できますか?
→すみません。領収書の再発行はしておりません。

・薬をのんでいる人でも大丈夫ですか?

↓服薬されていても大丈夫です。念のためどのようなお薬をのまれているかを予診票にお書きいただければと思います。

・わたしは金属アレルギーなのですが、ハリではなくお灸だけで全部の治療をしてもらうことは可能ですか？

↓可能です。事前にお伝えください。

・妊娠している場合でも大丈夫ですか？

↓大丈夫です。心身ともにデリケートとなっているため、初診の場合は安定期に入った後の治療をおすすめしております。

・生理中にハリ灸を受けても大丈夫でしょうか？

↓問題ありません。生理痛がひどい時はむしろハリ灸を受けられた方が楽になるかと思います。

・子どもはいくつくらいから受けられますか？

↓生後6ヶ月くらいから受けられます。小学校中学年くらいまでは刺さずに、こすったりなでたりする特殊なハリをおこないます。ハリはお子さまの今後の体質や免疫力を高めていくことに効果があります。

・子連れで受診できますか？

↓当院では治療時間が約60分と長いため、お子さまの安全面等からご遠慮いただいております。

・効果はどれくらいであらわれますか?

→早い人であれば、治療直後に実感していただけます。ただし元の体力が落ちていたり、発病してから長期間を経過し、慢性化している場合は、徐々に効果を実感される方が多いようです。効果を実感・自覚することのできる自律神経そのものが鈍くなっている場合もございます。他人が触ってみるとやわらかくなっているのに、本人にはそれがわからないというような状態です。特定される筋肉のみならず、そのための治療も当院は心がけております。

・何回も通わなければなりませんか?

→より効果的かと思います。重い症状の場合には一週に2、3回、その後だんだんと軽くなっていくにしたがい、週に1回、二週に1回、あとはお体のメンテナンスとして月に1回ほど治療を受けられればいいかと思います。

・お灸はヤケドしないですか?

→当院はもぐさを焼ききるような強いお灸はしませんが、他の皮膚の色よりも赤く残ることがございます。数日数週間で消えることがほとんどですが、ごくまれに残り続けることもございます。人目に触れやすい箇所はなるべく避けておりますが、免疫向上や疾患予防のためにもどうぞご理解ください（お灸をしない治療も可能ですので、ご希望の方はおっしゃってください）。

・美容ハリの跡が残ったり内出血することはありますか？

→顔は毛細血管がとても多いため、体調のすぐれない方、むくみやすい方、あざのできやすい方は、まれに内出血を起こす場合がございますが、一、二週間ほどで消えることがほとんどです。

・副作用はありますか？

→副作用がほとんど無いことがハリ灸治療の長所でもあります。ただし、治療後にだるくなったり、眠くなったり、便がゆるくなったりすることがありますが、それは血行が動きだした好転反応というものです。長くても数日で収まります。

・治療の後はお風呂や運動は大丈夫ですか？

→その日の間はなるべくご遠慮いただいておりますが、ぬるいシャワーや軽い運動程度なら構いません。一度体調を整えた後に長時間の熱いお風呂や激しい運動をされますと、治療の効果が薄れるからです。だるくなったり、お風呂や運動の後に反動で急激に冷えたりするかもしれません。

・ハリ灸の効果は公に認められていますか？

→世界保健機関（ＷＨＯ）では左の疾患への効能を認めております。

【神経系疾患】　神経痛・神経麻痺・痙攣・脳卒中後遺症・自律神経失調症・頭痛・めまい・不眠・神経症・ノイローゼ・ヒステリー
【運動器系疾患】　関節炎・リウマチ・頚肩腕症候群・頚椎捻挫後遺症・五十肩・腱鞘炎・腰痛・外傷の後遺症（骨折、打撲、むちうち、捻挫）
【循環器系疾患】　心臓神経症・動脈硬化症・高血圧低血圧症・動悸・息切れ
【呼吸器系疾患】　気管支炎・喘息・風邪および予防
【消化器系疾患】　胃腸病（胃炎、消化不良、胃下垂、胃酸過多、下痢、便秘）・胆嚢炎・肝機能障害・肝炎・胃十二指腸潰瘍・痔疾
【代謝内分秘系疾患】　バセドウ氏病・糖尿病・痛風・脚気・貧血
【生殖・泌尿器系疾患】　膀胱炎・尿道炎・性機能障害・尿閉・腎炎・前立腺肥大・陰萎
【婦人科系疾患】　更年期障害・乳腺炎・白帯下・生理痛・月経不順・冷え性・血の道・不妊
【耳鼻咽喉科系疾患】　中耳炎・耳鳴・難聴・メニエル氏病・鼻出血・鼻炎・ちくのう・咽喉頭炎・へんとう炎
【眼科系疾患】　眼精疲労・仮性近視・結膜炎・疲れ目・かすみ目・ものもらい
【小児科疾患】　小児神経症（夜泣き、かんむし、夜驚、消化不良、偏食、食欲不振、

不眠）・小児喘息・アレルギー性湿疹・耳下腺炎・夜尿症・虚弱体質の改善

右のような症状をまったくもっていない方や、病院では特定されない体の不調を感じている方にも、当院のハリとお灸を受けていただければと思います。病気になりにくい体をつくるための予防治療としてご利用いただければ幸いです。

・逆に、ハリ灸にあまり適していない疾患は何ですか？

→どのような症状にも最善を尽くして当たっていくつもりですが、血行をスムーズにすることでかえって症状が悪化するおそれのある以下の疾患等については、ハリ灸をお断りしております。

【急性伝染病、急性腹症、重篤な心疾患、悪性腫瘍、血友病、壊血病、紫斑病、免疫不全症、肺炎など高熱を発する疾患、血圧が著しく高い時あるいは低い時、酩酊時、精神異常時、その他重篤な状態にある時】

当院のハリとお灸を3回以上受けてみても、なかなか症状が改善されない場合には、病院等にて一度精密検査をお受けすることをすすめております。

・ツボとは何ですか？

↓ツボは漢字では「経穴」と書くように、経絡という体内の連絡通路の要所要所に穴のように存在している場所です。西洋医学における関節や筋肉の間や神経走行部ともけっして無関係ではなく、反応が起こりやすいポイントです。〝手首から何寸〟というようにツボの位置は教科書的に定められていますが、当院では個人個人によってその位置は微妙にズレるという経験則から、触診によって見つけながら治療をしていきます。

・ホームページの中にある「脈の状態を整える肌にあてるだけのハリ」って、どういうことでしょうか？

↓脈には分かりやすい所で、速い／遅い・強い／弱い・浮いている／沈んでいるといった基準がございます。その他にも硬い／軟らかい・デコボコ／スベスベといった基準がたくさんあり、それらの脈の状態を調和させるのが目的のハリです。締めの一本となるべきハリです。

case.21

肩コリなのになんで足にハリをするんですか？

学生時代の苦い思い出を話さないといけなくなってしまったので、今回はそこからスタートします。

「肩コリだな、よし！　肩にどんどんハリを打っちゃえ、打っちゃえ！」

当時はまだろくすっぽ初代から伝授された治療ノオトにも目を通しておらず、ただ患部にきちんとハリをあてることばかりに専心していました。

「ココが硬くなってるね」ハリを刺し入れるというのも、最初はなかなか難しいものなのです。「硬いからなかなか入んないわ」

〝浮物通し《うきものどお》〟と言って、当初は水に浮いているリンゴやナスやピーマンなどにハリを集中して刺し入れる訓練もあったのですが、その時には被験は人体へと変わっていました。

「入んないから、もっと太いハリにしていい？」

「オッケー、オッケー」

とは言いましても、まだ実際の患者ではなく、おたがいが学生同士の相対練習というものです。

「時々頭が痛くなってくるくらいの肩コリで」というような主訴をざっくりききとって、

みずから治療方針をきめ、四、五十分ほどの時間を使って実際に治療していくのです。

「ちょっと良くなったと思っても、すぐに戻っちゃうのよね」

「なるほど、じゃあ、本当にどんどん打っていくね」

時間にもそこまでの余裕はないので、どんどん刺し入れていきます。

「もっといいわよ」

「ラジャーラジャー」もちろん気胸の危険性などはすでに講師の口からとっくに伝えられ

ているので、肺があるとおぼしい箇所には肉をつかんでから刺し入れたり（肺は持ち上が

りません）、深く刺さないようにはしていました。「どんどんどんどん……」

あとは、延髄が奥にある盆の窪にも深く刺し入れないといったことでしょうか……

「あぁ、響く響く、血液も〝どんどんどんどん〟言ってるみたい」

いわば最低限の注意事項だけは守りつつ、肩のコリそのものを手さぐりで見つけながら、

どんどん刺し入れていき……

「あぁ、ラクになった、なった、なった気がする」

という感想をもらった所で、施術側と被験側が交代します。

「ぼくの方も主訴は」肩コリです。「お願いします！」

「了解、了解、じゃあどんどん打っていくわ……ね……」という声が急にとびとびになっていきました……「……ね……え……」

どうしちゃったのでしょう？

「どうしちゃったのでしょう？」とたしかその時も実際に声に出していたと思います。「もしもーし」

と電話のように問いかけてみても応答はなく、代わりにまもなくきこえてきたのは、電話機を床に落としたかのような甲高い物音です。

「バァーッン」

という音のようでもありましたし、周りの他の誰かがその状況を目のあたりにして上げた悲鳴のようでもありました。

「キュアーッ」

両方だったのかもしれません。

「バァーッンキュアーッバァーッンキュアーッ」

二段階に分かれてきこえてきたのは、一度目で物を落とし、二度目で落としたヒト自体も落ちるように倒れたからなのだという話は、あとで教員から耳にした内容です。

「……もしもし……え」すでにうつ伏せの体位となっていたわたしも、ようやく起き上がってみると、そこには電話機でなくハリのケースごと落としたまま、自身も床に崩れ落ちている同級生の身体がありました……「……大丈夫すか？」

もちろん〝大丈夫〟とは返ってきません。

「……えーと」

「大丈夫、大丈夫」

それでもその同級生の代わりのように、教員の方が快活に返事をしてくれます。

「一時的にのぼせているだけだろうから」おしりをついただけだから、頭は床に打ってないから、よくあることだから……とも言葉をついできます。「大丈夫、大丈夫」と、パニックに陥りかけていたわたし達を落ち着かせようとしているようでもありますし

「私がみんなに伝え忘れてしまっていたのもあるから」自分自身の監督責任を薄める狙いもあったように、今となっては思われてきます……「ごめんごめん」

肩にだけ何本も打っちゃったんでしょ？　とわたしの方にももちろんその責任を分担してきます……

「……はい」何本ではすまなかったかもしれません……「……何本も」

「何本くらい？」

「……7、8、9……」肩の左右合わせて、確実に10本はこえていました。「……15、16、17……」

肩から上の首の方も硬く凝っていたので、数本打ちました……ハリがスムーズに入っていく快感を、施術側のわたし自身が覚えてしまったこともありますし

「そんなに?」

「……ええ」患者側の同級生も気持ち良さげに〝もっと〟を催促していたのです。「……〝もっと〟かもしれません」

「もっと?」

「……はい」

「20本以上? 首肩にだけ?」

という二つの質問にも、自分の凝り固まっている首肩をかすかに上下します……

「……はい」

以上の言葉はもはや求めようとはせず、教員は次のように長めに学生全員に諭したのです。

「ハリや灸をすると、もちろん血行が良くなります。循環が良くなります。巡りが良くなることで、温度や熱も出てくるわけですが、それが局所だけだった場合、どうなるでしょう? 一箇所だけ集中的にハリや灸をし続けていたら、どうなるでしょう? ましてや頭

に近い箇所にだけたくさん打ったり据えたりし続けていると、のぼせやすくなりますよね。普段からいろいろと物事を考え続けて、体の中でとくに熱をもっている頭付近の肩や首にだけ血液を集中させても、良いことはありません。〝頭寒足熱〟という言葉も昔からありますよね。首や肩にだけ治療をすることには、私がわざわざ言わなくても、やはり限度があるのです」

という説諭を、今現在のわたしも、まったく一語一句そのまま患者さんに伝えたのです。

「ですから、足にもハリを打つなり灸を据えるなりして、血行を分散しておく必要があるのです」

同級生とはけっして異なる目の前の年配の患者さんから、事前に疑問を頂戴していたのです。

「肩コリが主訴なので、肩に一番打ってほしいお気持ちはよくわかりますが」

「よぉくわかりました」と返してくれつつも、少々説明が長かったようです。「説明をもらわなくても、もうわかってきちゃった」

「……わかってきちゃった？　ちょっと前段が長かったですかね……」

しかしながら、これくらい話しておかないと伝わらないかなとも思い……

「肩コリなのになんで足にハリをするんですか？　っていう」

「……ええ」

「アタシのさっきの質問の答えが」

「……はい」

すでにわかってきちゃったのだそうです。

「それだけしゃべってくだされば、さすがに」

「……そんなにしゃべってましたか、わたし……」

学生時代のことまで回想してしゃべりながら、もちろん治療の方も怠らずに進めてきたこともあるのでしょう……

「先生の方こそのぼせてきちゃったんじゃない？」

「……はぁ」

たしかにちょっと暑くなってきているように感じる頭は、体のてっぺんにあります。

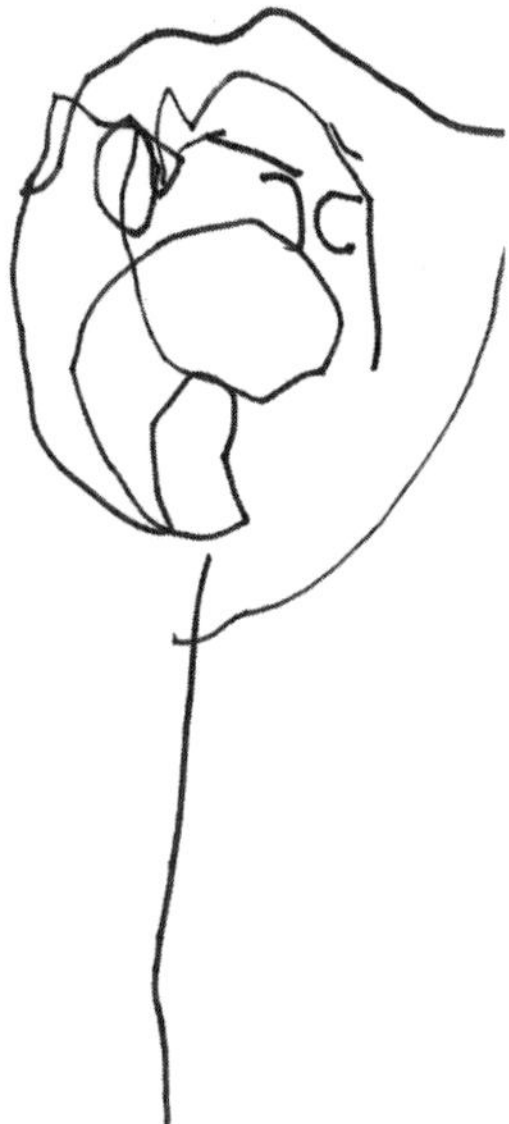

「顔がけっこう赤く……」

「……はぁ」

反対に一番下にある足の方は、冬のように寒く感じられてきたので、あとでわたしも自分の足にハリを打っておくことにします……

「……あぁ」

真夏のように熱い灸でもいいかもしれません……

体験のことば

町屋良平

（小説家）

／体験のとき

松波先生が丁寧にわたし（町屋良平）のからだの状態について語る。自分の知らない自分のからだのことを脈を触っただけで松波先生はわかっていた。それはまさに未知との遭遇……自分という未知との遭遇なのであった。

そしてそれに応じるように針がうたれると、じわわわ〜と末端がポカポカし、いつしかずっとこのからだにしみ込んだ「緊張」と「冷え」の一体化したようなコリが、やわらいでいく……。いわば松波先生のことばが針となりからだに反応を与え、針がことばを呼んでからだに反応を与え、そうした循環をくりかえすうちに、身も心もかるくなる。これではまるで……奇妙な浮遊感がある。これではまるで、子どものころみたいだぞ……。

自分は子どものころから「まあまあ」虚弱な体質であったとおもう。アトピー性皮膚炎と喘息に悩んだのだが深刻にベッドに寝たきりでいたわけではなくふつうに学校に通えていたから、自分は「まあまあ」弱いだけとおもっていた、その「まあまあ」が結構曲者で、自分は自らの不調にすら自信をもてずに、ここまできたわけなのだった。それでも、二十代のうちはもちろんいまよりもだいぶからだはおもいどおりに動いた。しかしもう三十五歳。三十五歳なのである。そもそもそうしたからだへの信頼こそが、うすれている昨今だったのかもしれない。

そしてわたしは豊泉堂のドアを叩くにいたった……

自分の症状に応じた箇所に針を打たれたまま、しばらく横たわって、ふと気がつくと自分の身体感覚がまるで子どものころのようであることに思い至る。いくぶん軽くなったからだは子どものころの情緒を思わせる。ようするに「全能感」みたいなのがよみがえった。一晩寝た明日にはからだはすべてリセットされて、また元気に走り回れるぞ！みたいな気持ちだが、自分はもう三十五歳なのだしそれが錯覚であることはわかっている。わかっているけれど、「できるぞ！」という気分になる。つまり松波先生の針とことばが情動を子どもにしてくれるみたいだった。

／体験のあと

わたしは子どもではなかったので、その後の社会生活でつかれることもしばしばあったが、その重さは明白に減っていた。そもそも松波先生の手とことばを体験したあとでは、「もっと自分のからだに向きあわねばだな……」という反省が生活をいろどった。わたしは自分のからだを持てあましていた。しかしいつまでもそうした、怠惰な態度ではダメだ！

・寝つきの悪さ
・皮膚の炎症
・首の前側のコリ

が劇的にやわらぐ。しかし、油断は禁物である。みずからのからだを持て余したあげく、「どうせ自分（のからだ）なんて……」などという諦念が訪れたとき、じつはだらしなくなっているのはからだだけでなくことばもそうであるのだから……

case.22

低い方だって……

「最近すぐに疲れて、すぐに眠くもなるんだけれど、お風呂から上がって少しするとすぐに冷えて、寝つきも悪いし、眠りも浅いから、疲れもちゃんととれた気がしなくて、なんだか力が入りづらくなっていて、時々めまいとかも出ていて」

というように発言していることは後ほどわかるのですが、この瞬間はうまくききとれず、もう一度くり返してもらったのです。

「だから」という声も小さく、わたしの耳の方の問題のようにも扱ってきますが、この患者さんの方の問題でしょう。「先生、耳、大丈夫？」

「……ええ」

「ああ、そうそう、耳の方も、じー、と低い音が鳴っていて」

「……耳の方も？　それ以外は……」

「だから、さっきも言いましたよね？　最近すぐに疲れて、すぐに眠くもなるんだけれど、お風呂から上がって少しすると……」

というくつかのやりとりをへて、きっと最初にああ言っていたんだな……と心の中で推すことができた言葉よりも小さく感じるボリュームです。

「時々めまいとかも出ていて～」という語尾は、少しそよいできこえたので、もしかしたら空調の風の音の方かもしれません。「あの～」

外が30度をこえていることもあり、〝微風〟設定で軽くかけているだけなのですが「さむいんでぇ～～～」と実際に長い波線をうってくるようにも発してくるので、一度空調を切ることにします。「切ってください～～～」

という言葉を発し終えた時には、リモコンですでに空調を切ってあります。

「ありがとうございます～～」

窓を全開にして暑い外気を入れると、いくぶんボリュームをとり戻したようなので、白衣の袖をまくって、わたしもこのまま進めていくことにします。

「先週？　先月？　病院にも行ったんですけど～、あんまり相手にされず～」

ときどき風のような音がまたきこえてくるようでもありますが、今回は言葉の中身の方からかもしれません。

「計測した血圧は基準値より低かったんですけど～」病院の方では〝風音〟のようにもき流されたそうです。「異常なほど低いわけじゃないって言われて～、よっぽどじゃないと血圧を上げる薬は出さないから、とまで言われて～」

本当にこの通りの言葉を担当の医師のかたが吐いたのかはわかりませんが「結局原因不明の不定愁訴みたいに扱われちゃって～」多少脚色されているようにもきこえなくはないですが、結果として薬は処方されず、様子見で流されたことは事実のようです……お薬手帳まで見せてこられます。「ほら、先生、ないでしょ～？　この薬は、前に、捻挫した、時の、薬でね～」

言葉の意味合いほどは強くない口調で、句読点のような息つぎもこまめに打たれている印象です。

「……はい」

と受け身になっているわたしの方が声質としては太く大きいのでしょう。

「……低血圧はよっぽど数値が悪くないかぎりは……」

たしかに病院等の西洋医学の方では、低いことより、高いことの方——いわゆる〝高血圧〟の方を重く見る傾向にあり、実際に心筋梗塞や脳出血等のそのまま死に直結する急な病変へのリスクもあるので、すみやかに降圧剤などが処方されるケースが多いのでしょう。

「……優先順位は低いかもしれませんね」

高血圧を一番の訴えとして来院する患者さんは当院では少ないので、具体的に触れるのはもう少し後の話になるかと思いますが、東洋医学では主に、何故からだの血液の圧力が高まっているのか？　といった生理の方に、まずは着目することが多いと思います。

「……高血圧の場合は」何故血液の圧力はそんなに高まりたがっているのか？「……末端の問題がからんでいることが多いのですが」

全身に血液を巡らせようとする生理――自然な意思が〝血行〟という動きにはある中で、末端にまで行かせない何か――コリや冷えや詰まりのような物をどかそうとするために圧力がおのずと高まっていると考えるのが、一番スムーズです。

「……スムーズに末端にまで巡るように促す治療になるのですが」

ただ圧力をとり除くというより、そのコリやら冷えやら詰まりやらを緩める・温める・動かす治療を施すことが多いのですが
「……中心からまずは力をつけていかないと」という低血圧では、末端はもちろん、中心をもきちんと治療し、温めていくことが肝腎になります。「……肝と腎も……」

ダジャレではないですが、この〝肝腎〟も大事な治療ポイントです。

「……体のエンジンのような臓ですから」

人体にとって肝腎だから肝腎なのでしょう……と血行さながら巡るように考えた所で、治療はおしまいです。

「おしまい？　もう？」

体内からムダな熱を抜くというより、そもそもがムダな熱などないようなお体ですので、補うような治療です。

「……なるべく浅いハリを心がけましたが、大丈夫ですか？」

　ハリの数も少なく、刺すというよりあてるくらいの深度が多く、その分一本一本には時間とエネルギーをかけていきました。

「大丈夫です」

　とのべるボリュームも大きくなってきている気がしますが
「……それはよかったです」

　わたしの声のボリュームの方が少し下がっていっているだけかもしれません……本数や手数というのは、施術の労力とは比例しません。

「……よかったです……」

　むしろ反比例しているくらいにも感じながら、手を振り返して、患者さんを見送ります。

「招いているんですか？　そのフラフラな手つき」

　下がっている血圧を上げるにはリスクも伴うのでしょうが、もう少し西洋医学の方でも重視してくれないかな……と尻きれに思ったりもします。

「……高い方ばっかじゃなくて」

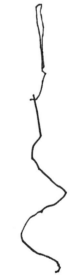

心筋梗塞や脳出血といった急変ではありませんが、細々と死につながっていく病変に移行していきやすいので

「……低い方だって……」という弱々しい声ででも、今のうちにきちんと訴えておくべき症状の一つなのでしょう。「……カンジンなんだよ〜」

今日は昼休みもほとんどとれずに、一日ぶっ通しだったのです。

「……あれ、カンジンってどういうカンジだったっけ〜〜」

この患者さんの直前には、〝肩コリなのになんで足にハリをするんですか？〟という質問にも、全力で答えてしまっていたのです。

「……カンジンだったっけ〜〜〜」

〝なんで足にお灸をするんですか？〟だったかもしれません〜〜〜〜

体験のことば

水原涼

（小説家）

その日は全国的に天気が悪く、列島の西部ではいくつもの警報が発令されていた。私はまったく捗らない小説の執筆を午前で切り上げて京浜東北線に乗った。私は気圧が下がると頭が痛くなる。今日も朝から、頭の左側に重石を入れられたような感覚がずっとあった。

さいたま市に入るのは初めてだった。私は行ったことのない街を舞台に小説を書くことがあり、そういうときはグーグルのストリートビューをつかって土地勘を掴んでから執筆をはじめる。検索してみると民家と駐車場の間に豊泉堂は建っていた。私は北浦和駅に移動し、「アクセス」のページを確認しながら豊泉堂までの道を辿った。

これで私は北浦和を舞台に小説が書ける。そう確信を得るまで周辺を散策したものの、自分の身体を運ばなければ治療は受けられない。私は予約の時間より一時間ほど早く北浦和駅の西口を出た。小雨の下、「アクセス」ページの案内に従って歩く。写真のなかでは雨は降っていなかった。杖を突いた老人も白い服を着た子供も傘をさしていない。ただ一枚だけ、青い傘をさした人物が道を指さしている画像があったが、その画像に写り込んでいる駐車場の料金は、私が実際に見たときよりも安かった。

戸を開けるとカーテンの裏から院長が顔を出し、オッどうもどうも、と微笑んだ。会うのはこれが三度目だったが、彼の気さくな様子に、私はいつも違和感をおぼえる。それは小説家でもある院長が新人賞を受賞したときの、こちらを見据える近影がつよく印象に残っているからだろう。私は院長の三年後に同じ賞を受けた。つまり彼はかつて私の――このページの上部にある比喩を借りるなら――職場の同僚であり、同じ部署の先輩だった。松波太郎という名前は私にとって、会ったこともなく人となりも知らないが、遠くて近しい先達としてあったのだった。

院内には静かな波の音がし、ときおり穏やかな弦の音がそれに重なった。かんたんな挨拶のあと、私は用意されていた服に着替えた。彼と話したいことはいくつもあった。私たちは同じ賞を受けて小説家としてデビューしたが、彼は商業誌の世界から離れてしまった。そのことに、私はどこか取り残された思いを抱いていた。尊敬し、ときには一方的にライバル視すらしていた先輩がフィールドを移してしまった寂しさ。しかしそんな、治療とは何の関係もないことを口に出すのは躊躇われ、私はまったく違うことを言った。ハリどころか按摩とか整体とか、そういう誰かに身体のメンテナンスをしてもらった経験もぜんぜんなくて……。だいじょうぶですよ、加減しつつやりましょう。院長の指示に従い、私はベッドに仰向けになった。上げますね、と彼は言い、それと同時にベッドがかすかに震え、私の身体は上昇していった。アッこれは、なんですか。ベッドがね、上がるんですよ。院長はそう言った。身を乗り出すとベッドの下に足で踏んで押すスイッチがあり、そこに乗っていた爪先が脇に動くとベッドの上昇が止まってUPとDOWNという文字が読めた。水原さん驚いてるけどこれはね、ぜんぜん新しい技術じゃないですよ。何十年も前からある。二十年前に死んだ祖父が最後に過ごした部屋のことがふと思い出された。彼の身体もこんな、昇降するベッドの上で死に近づいていったのだった。じゃあ、お腹出してください。院長は言った。七十年あまり生きて死んだ祖父は、ハリ治療を受けたことがあっただろうか。緊張で汗ばんだ腹が、よく効いた空調に冷やされた。寒くないですか、と院長が私を気遣った。

院長はひとつひとつのツボについてそこにハリを刺す意味を説明した。私の、おそらく的外れなものも多かっただろう質問にも丁寧に答えてくれた。治療しながらの問答で、院長は的確にハリを刺すべき場所とその深さを見極めていく。痛みはほぼなく、ただ、悪くしている場所に刺されると、その部位の内側がとつぜん膨らんだような、圧迫感に似た疼痛が生まれる。はじめての感覚だった。私が悲鳴を上げるたび院長は、響いてますか、と落ち着いた声で言った。この感覚は正常なもので、むしろ私の身体はこの痛みによって、健康に近づいているのだという。院長はハリを通した管を私の身体にあてがい、指先で叩く。繰り返されるその音が耳に心地よかった。ときおり悲鳴を上げながら、音と痛みに身をゆだねているうちに、一時間におよぶ治療は終わっていた。

立ち上がって手足を回してみると、可動域が広がっているのが実感できた。慢性的に痛んでいる腰にはまだ、ハリを刺されているときの圧迫感が残っていた。ハリっていうのは必ずしも即効性があるものではなく、徐々に効果が現れてくると思います。院長はそう予言するように言って手を振った。次の患者とすれ違うように私は外に出た。雨はすっかり止んでいた。

私は畳んだ傘を鞄にしまい、首や手足を回しながらゆっくりと歩いた。腰の中に残る圧迫感は、不快なものではなかった。院長のハリに促され、私の身体は私の知らない反応をしていた。いちばん身近なはずの自分の身体にフロンティアがあったのだった。胸のうちに、良質な小説を読んだときと同じ興奮が宿っていた。先輩は今も違うフィールドで戦っている。そのことが私は嬉しかった。

腰のなかに膨らんでいた圧迫感は、その後ゆっくりと時間をかけて戻っていった。そしてその違和感がしぼんでいくのと同時に、慢性的な腰痛も消えていった。あとに残ったのはハリによって促進された血が勢いよく巡る心地のよい熱だけだった。身体の不調が劇的に改善した、というわけではない。気圧は相変わらず低く、私の頭は鈍く痛む。しかし雨は止み、腰痛は去った。私の体調はほんの少し良くなった。そしてそのほんの少しが、私たちの人生を豊かにするのだ。

cace.23

治療家の養生

当院の休院日は、毎週木曜と日曜・祝日となっております。日ごろからご来院いただいているみなさんには申し訳なくも思っておりますが、きちんと週二日はお休みを頂きたく感じております。

「……あぁ、ほんとはぼくも休みたくはないんだよなー」

というのは、ショートショートを前にしているからわざとらしく吐いているセリフではなく

「……毎日治療していたいんだけどなー」本心です。「……だけどなー」

というように、休院日のわたしは、言葉尻の方もストレッチのようにのばしていることが多いです。

「……ちゃんと休んでおかないとなー」

実際にストレッチをしたり、散歩をしたり、ランニングをしたり……

「……効くなー」

もちろんハリ灸もします。

「……ここのツボー」

自分で自分に施すこともあれば
「……あー」

「そうですか、そんなに効きますか、ここのツボ」

「……ええ」

というように、わたし自身が患者さんになったりもします。

「普段のお仕事はデスクワークでしたよね？」

「……ええ、まぁ」

同業者である素性をあかすと面倒くさくなってきそうなので
「どんな感じのデスクワークなんですか？」

「……まぁキーを打ったりする」

というような仕事にとどめておいたりもします。まぁ似たような所もあるのかもしれませんが
「キーってパソコンの、ってことですよね？」

「……ええ」わたしが普段打っているのは、人体です。「……ちょっと違いますけど」

と返したとたんに、キーじゃないパソコンって何かありましたっけ？　と反射的に相手

の方もきき返してきましたが、治療家としてのルールでもあるのかもしれません。

「すいません、ちょっと問いつめてききすぎちゃいました」となかなか返答せずにいたわたしに一声かけてから、体位の変更を告げてきます。「では、次はうつ伏せになってください」

「……はい」

と返事をして顔をベッドに埋めた後は、再び言葉尻をのばしだします。

「……はーいー」

今日は週二日の休院日なのです。

「……はー」とベッドの口元に空いている構造の穴から、下に息を吐ききってから「……いー」

というような音の鳴る酸素を吸いこんでいきます。

「……はーいー……はーひー……ふぁーふぃー」

というように自分自身の呼吸のリズム、ひいては心臓の拍動のリズムをとり戻していくように、音の方ももはや文字では表しづらい形態のものへと変容していきます。

「…fa ー」ヒトという動物のもつ本来の声のように感じられてくるくらいです。「……fi ー」

普段患者さんの体を触り続けていると、症状をいわばその他人の体のリズムに自分自身のリズムがもっていかれてしまうことがたびたびあります。

「……huar」

患者さんのカゼをもらったり、肩コリをもらったり、ウツをもらったり……というようなことが、治療家としてハリを打ち、その打ったハリを伝って体の奥底からも込み上げてきて……

「……hui」よっぽど過敏な治療家の方は、東洋医学で言う所の曖気《あいき》（ゲップ）が出やすくなったりもします。「……arー」

わたしもここ一、二年でようやく出てくるようになってきている曖気のみならず、職業病とも表すべきものが出てきており、治療家としては良いことなのかもしれませんが、治療家以前の動物的なヒトとしてはあまり良くないように感じられてもいます。

「……uiー」

患者さんの痛みをわかってあげようとするあまり、手が鋭敏になり、私生活でも手袋をはめて、電車の吊り革などにもつかまることができなくなっている治療家も知っています。

「……uaー」

「ぐぁッ……失礼」

曖気でしょうか。

「……だいじょーぶですー」

なるべく患者の体には直接触れずに診察し、投薬などで直そうとする西洋医学の医者は、ある意味では正解なのかもしれません。

「だいじょーぶですー？」

少なくとも養生の意味では正解なのかもしれず、一方の東洋医学に属する治療家の方は体を早くに悪くする者も少なからずおります……

「ずいぶんのばしますね？」

「……ですかねー」

ですから、わたしも週二日は患者さん側に回ったり
「……すいませんー」

というように言葉の方ものばし続けたりしているのですが、けっして休みたいわけではありません。

「……んー」

本心としては、休院日などは設けずにずっと治療をしていたいくらい好きで、楽しく、面白く、ヒトがヒトを治療するがゆえの困難さを感じることもしばしばですが、その分やりがいを感じてもいます。

「……んぅー」

先代となる二代目も、初代もきっとそうだったのでしょう。

「もしかして、痛いってことですか？」

「……ちょっとだけー痛いですぅー」

週二日の休院日というのは、三代目となるわたしが設けたもので、二代目の時には毎週日曜日のみ週一日休院、初代の時にいたっては基本年中無休で、忌引きくらいしか休院にすることはなかったそうです。

「じゃあもうちょっと浅めに刺しますね」

「……お気遣いありがとうございますぅー」

その二人の命日となる法事についても忌引き扱いにしてお休みを頂いている現在のところ、わたしはまだ大きく体調を崩したことはありません。

「……でも大丈夫ですぅー」ちなみに初代の方は六十歳ちょうどで亡くなり、休院日を一日設けた二代目の方は六十五歳でこの世を去っています……「……お気遣いはほどほどでぇー」

治療家として長く生き、良いパフォーマンスを発揮し続けるには、自身の体を一度リセットして良い意味で〝鈍感〟にすることとや
「お大事にどうぞ」

日ごろの健康管理、食生活や睡眠時間などももちろん重要になってくるのでしょう。

「……そちらもお大事にどうぞぉー」

という自分の語尾を追うように店を立ち去った後に、これから向かうつもりの気功や太極拳の教室や講座も必要になってくると、わたしは考えるようになっています。

「……どうもぉー」

わたしー人で考えるようになったわけではなく、ここにも血縁はありませんが先人の教えが濃く影響しているのですが……

「ほら、ただのばすだけじゃなく」

「……はいぃー」

初代が生きていれば同い年くらいの現役の治療家の方からの学びが影響しているのですが……

「ほら」

「……はい」そのエピソードはもう少しこの気功と太極拳を体得してからにしましょう……「……はいッ」

「今度は硬くなりすぎ」

case．50くらいになりそうです……

「……はい」

「どちらか一方に振り切れるのではなく」

鍼灸とは同じ〝東洋医学〟のカテゴリーにあっても、なかなか体得は難しいのです……

「……はいぃ」

「もっと緩急をつなげて」

治療家の養生については、ずっと体得しないまま過ごしていくのが
「……こうですかぁ？」

「まだ段々になっている」もしかしたら一番いいくのかもしれません……「受けて、流す」

気功と太極拳を学び始めて、あるいは治療家の養生について考え始めてすでに五年以上たちますが
「……受けてぇ」

「受けすぎ」学んでいる・考えている時間は、少なくともずっと健康なままです。「それだと、相手の邪気ももらいすぎてしまうよ」

「……ジャキ」

「きちんと受けつつも、流して」

「……はい」

「また外に出していかないと」

初代と二代目が〝体得した〟と教える養生法は、いくつか三代目のわたしにも伝承されてはいるのですが、二人とも体得した後に死んでしまっているので
「……受けて」治療家の養生についてはわたしも手さぐりにならざるをえません……「……

流すぅ」

一番完成度の低い〝ｃａｓｅ〟をしたためている気にもだんだんとなってきます……

「さっきよりはマシかな」

手指のみを枝葉のようにのばすのではなく、体の幹から柔軟に動かす……

「……はいー」

「ただのばすのではなく、もう少し呼吸の波をとりこんで」

全身で弧を描きながら、患者さんの悪い気の方は受け流す……

「……はい～」

「あ～、いいね～、そうｓｏ～」

なるべくエネルギーを使わずに、患者さんの体を治していく……

「……今日もどうもありがとうございました～」

「はい～」

「……それでは～……」

そして休院日あけの金曜日です。

「よしッ！　今日も午前中からバンバン治していくぞッ！」

などというエネルギーの浪費は、かえって患者さんからしても有難迷惑だったりすることとも学び始めています……

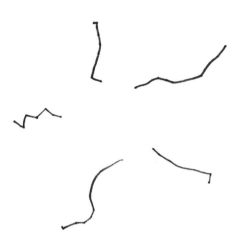

「先生、先生」

「……はい」

「うるさい」

「……はい」

「こっちは病人なんだから」

もしかしたら治療家としてつとめている間も、のばし続けていていいのかもしれません……

「……えーと」

「はい?」

「んー」

これももちろんまだ手さぐりです。

「それ、本当に謝ってるつもり?」

手さぐりのまま、七十、八十と生きていこうとしていることも、もちろん手さぐりです。

「治されに来てんだから、こっちは」

「……すいませぇーん～」

「まぁヒーリングミュージックみたいでもあるから、いいっかぁ」

「……ん～～～～」

体験のことば

矢部太郎

（芸人・漫画家）

〈新しい自分〉

今年で41歳。だんだん人間のからだというものも、この世界のほかのものと同じ物質であって、少しづつ古くなるんだなあと、前屈するたび曲がらなくなるからだ、夜眠れない冷え性の自分（テレビの健康番組で足に血管がないと言われました）などなどに感じています。

僕はたまに演劇の公演にも出させていただいています。その公演中、中日を過ぎたあたりの一番疲れがたまっている頃に全身に針を打っていただきました。その日の夜にあった舞台で僕のからだはよく動き正確にセリフも言えてよくウケました。からだはほぐれて新しいからだのように感じました。とてもリラックスしていた僕は普段はほとんどしないアドリブ的なものさえも入れ込みました。

そのアドリブ的なものの結果がどうであったかは、あえてここには書きません。しかし、たしかにその日、新しい自分がいました。

おもしろくなれるツボありますか？

case.24

創作するカラダ
――あとがきに代えまして

「先生、どうも」顔はまだ見えませんが、きっとヒラタさん（仮名）でしょう。「ごぶさたしています」

たしかcase.0に登場していただいた女性です。

「いらっしゃいますか？」

というやや鼻にかかった声質もそうですが、言っている内容の方も印象的だったので、よく憶えているということももちろんあります。

「本を気持ちよく読めるからだになるための一件では、どうも」読者のみなさんもよく憶えているのではないでしょうか？「お世話になりました」

前回はもっと鼻にかかり詰まっていたように思い返しながら、ようやく玄関口に出向いて、ドアを開けます。

「すいません、予約をとらずに来てしま……」

「あぁ、やっぱり」

ちょうど他の患者さんが帰ったばかりで、ベッドの掃除や枕カバーの交換をしていたということもありますが、そんなに急ぐ必要もなさそうな声調だったことが一番の理由です。

「早く開けてくださいよ」と言いつつも、声の方は遅くても構わないようにずっと安定しています。「いないのかと思っちゃいましたよ」

「すいません」

と一応わたしの方も社交辞令的には返しておきます。

「久しぶりに治療していただこうかなと」という言葉の方も、社交辞令的にどことなく響いてきます。「せっかく近くに来ましたんで」

と継いできつつも、治療を必要とするほど悪そうには響いてきていない声調であることが理由でしょう。口角もよく動いています。

「……まぁ次の患者さんまでは少し時間が空いていますので」

とやや引きぎみに返したわたしの奥にまでのびてくるような声調であり、すでに足どりです。

「じゃあ入りますね」と言った時には、すでにベッドにさし掛かっています。「左はお掃除の途中のようなので、右がいいですかね？」

とたずねてきた時には、すでにベッドに腰かけ、あお向けになっています。

「……そうですね」

当院の治療が基本あお向けから始まることもよく憶えているみたいです。

「……では始めていきましょうか」

わたしもカルテを用意し、したためてある前回の文字を視認します。

「……ん？」その内容から一度二度わたしの目には文字そのものがコリのようにも見えてきましたが、一度二度だけです。「……どうですか、その後？」

〝本を気持ちよく読めるからだになるのって、もしかしたら一番理想的なコンディションなんじゃないですか？〟

「まぁ腰の方も以前よりほとんど気にならなくなったし、目の方も前はドライアイがひどかったんですけど、そうでもないですし、足の冷えの方も、季節も少しあるのか、あまり感じなくなっていますし、手もあまり疲れることもなく、便秘の方もかなり……」

なかなか〝本題〟に入ってこないように感じながら、脈をとり、お腹も触り、舌も一度診せてもらい
「スムーズに、あ、口の外にまでたしか出すんでしたね、べー」と、色や形うんぬん以前にアゴにまでそのまま巻きついていくくらいの柔軟性を診せつけてきます。「あ、もういいですか？　それで足のむくみの方も、最近は」

とまだ言及のない頭の状態についてもよく回っているような調子で、滞りなく今の自身のコンディションを話してきます……おおよそ自覚の通りだと思います。

「まぁ自分で言うのもなんですが、けっこう良いと思いますよ、体調は」

「……だと思います」

触発されるようにこちらの治療の方もスムーズに進み、うつ伏せの治療の方まで済み、今一度あお向けになってもらい、脈の変化を診たところで、わたしの方からついたずねてみています。

「何かやっていますか？」意図してというより、口がひとりでに動いてたずねていたような実感です。「養生のためにとか……」

「ヨージョー？」と画数の多い〝養生〟の字体をストレッチさながらひきのばすようにも発してから、あぁ、そうだぁ、と忘れていた症状が一つあったように継いできます。「言うの忘れていたぁ」

「何の症状ですか？」

「症状っていうより」どうやらちがうみたいです。「あれから何だかカキタクなっちゃって」

「カキタク？」

何かの隠語や業界用語のようにもきこえてきます。

「そうです、カキタク、本を、文字を」ここでようやく〝本題〟のようです。「本が気持ちょく読めるようになったかは、まだわからないんですけど」

やはりきちんと憶えていたようです。

「なんだかカキタクなっちゃって、あれから」

「カキタク……」

「ヤミタクやシロタクみたいに言わないでくださいよ」べつに隠れてコソコソやるような悪いことじゃないでしょ？　という声は、オクターブが一つ二つ下がっていたかもしれません。「手の方です。手で書きたく」

そしてまた一つ二つ三つとスムーズに上がっていきます。

「……あぁ、書きたく」

「学校の友だちとか先生とかも、やたら本を紹介してくるから、とりあえずあれからもずっと読み続けていたら」

「……ええ」

「いつのまにか自分でも書きたくなって、というか、まぁ何だろ、いつのまにか書いていて」

「書いていて？」

から先の言葉もありそうな口ぶりです。

「っていう感覚かな、うん、それがけっこうな字数？　枚数？　になっちゃったんで、その友だちに読ませたら」

「読ませたら？」

「さらに友だちの友だちにも読ませていて、その友だちの友だちの友だちも読んでいて、その友だちの友だちの友だちの……知り合いってことになるのかな？　まぁ、とりあえずその知り合いも読んだみたいで」

「……ええ」

読むことがつらなり、ぐるっと一周そのまま循環していくようにもきこえてきます。

「それでその知り合いから紹介されて、ためしに応募してみたら、とっちゃったんですよ」

「とっちゃった？」

目的地のようにもきこえてきますが、まだまだその先がありそうにきこえてきた所で、ハリとお灸の治療の方はとりあえず終了です。

「ＳＨＯＷを」

「ＳＨＯＷ？」

こちらが正確に反復できたかはわかりませんが、ずいぶんネイティブに感じる流暢な発音にきこえました。

「ＳＨＯＷ ＳＥＴＳのＳＨＯＷを？」

「ＳＨＯＷ ＳＥＴＳ……」発音に流されずに、一度こちら側で立ち止まって、文脈を〝脈〟

さながら静観してみることにします。「もしかして、小説？」

「さっきからそう言っているじゃないですか」

「……そして、賞？　小説の賞？」

「ＳＯ」とも返された気がします。「だからこれからはＳＨＯＷ ＳＥＴＳ ＣＡＲなんです」

「……ＣＡＲ？」さすがにこちらで引き取って、治療の延長のようにも文脈を整えます。

「……小説家」

読んできた文字を受けとめるのではなく、そのまま受け流していく……

「なんだか呼吸みたいな感じですかね、吸って、吐いて、また吸って、また吐いて、みたいな」というのも一つの養生法であり、本を気持ちよく読むからだになるためでもあるのかもしれません。「さすがに〝呼吸〟は言いすぎかもだけど」

「……ええ」

「読んで、書いて、読んで、書いて、」

「……なるほど」

「もうすぐ本になるみたいなんで、出来上がったら先生にも一冊さしあげますね」

という帰りしなの言葉を受けて、わたしの方からも渡すように伝えます。

「きっとその頃にはこちらも出来上がっていると思いますので」から先までは直接言いきれたかはわかりませんが、一人でも残りを言いきります。「……こちらからもお渡しします」

そして自分の言葉も自分で引きとり、また受け流していく、というのは、ハリでもペンでも大して変わらないものなのかもしれません。

「どうもありがとうございました」

エンディングらしいエンディングをヒラタさん（仮名）から逆に頂いてしまったようにも感じながら、これがまたどなたかのオープニングにでもなってもらえれば、とも感じます。

「読んで、書いて、読んで、書いて、」

気持ちよく本書をすでに読むことができているのなら何よりですが

「読んで、書いて、読んで、」

少なくともここまでこのように読んでこられているのでしたら、読者さんにもぜひ「体験のことば」を……

「書いて、読んで、書いて、」

あるいはここから四代目のように継いでいただき……

「打って、受けて、据えて、打って、」

そしてわたしがまた受けて、打って、読んで、書いて、受けて、お灸を据えていく……

「受けて、書いて、読んで、打って、」

もしかしたら、今一番本を気持ちよく読めるからだになってきているのは、わたしのよ

うにも感じられてきますが
「受けて、発して、聴いて、表して、嗅いで、感じて、感じて……」

すでにわたしだけのからだのようには感じられなくなっています。

「〝感じる〟って、どっち？　受け身？　自発？」

という声も、自分の口からではないのかもしれません。

「感じて、打って、据えて、書いて、表して、発して、」

というこの文字の方も、自分の手から書かれているものにはだんだんと感じられなくなってきています。

「感じて、受けて、読んで、聴いて、聞いて、嗅いで、」

感じて、書いて、読んで、打って、受けて、据えて、

「書いてくださった方」

吸って、吐いて、吸って、吐いて、吸って、吐いて、吸って、ためて……

「撮ってくださった方」

このまま治療院の外にまで続いていきそうに感じる呼吸や気・血・水の流れのようでもありますが
「そして描いてくださった方にも、感謝もうし上げます」

治療院の内側にだって、ほら、ギンモクセイが差し交しているのです。

「このようなカツジにしていただき」

それともこれもそれもあれも、もしかしたらわたしの手なのかもしれません。

イラストは「針ヶ谷2丁目コーンフレイカーズ」の皆さんにおせわになりました。

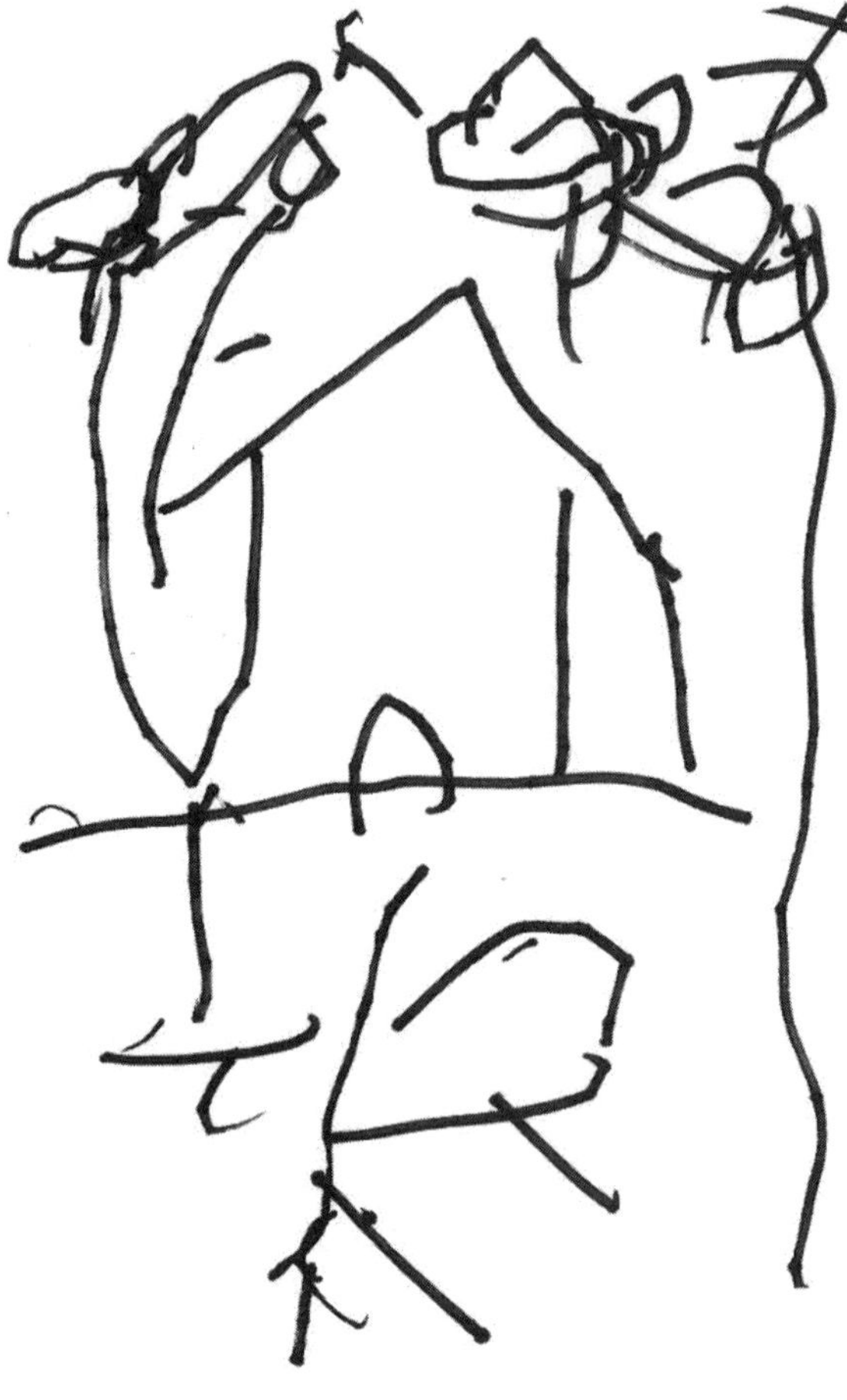

体験のことば

江坂祐輔

（担当編集者）

偶然が偶然を呼び寄せるということは、よくあることなのかもしれない。

僕が豊泉堂の松波先生を知ったのは、たまたまウェブ上で豊泉堂の紹介記事を目にしたのと、たまたまその撮影をしていたのが知人である写真家の金川晋吾さん（本紙にも登場している）だったのがきっかけだった。さっそく金川さんに連絡をする。金川さんは「うーん」とか「まー」とか言いながらも松波先生の治療は良かった、という旨、教えてくれた。経歴を調べてみると芥川賞にも数回ノミネートされ、さらには高校時代にはサッカーでスペイン留学までされている方だった。そんな方がなぜ東洋医学、しかも鍼灸の道に。というう大きなはてなマークが頭に浮かんだが、これはなんだか書籍になりそうな匂いがする、とさっそくメールにて原稿の依頼と治療の予約を連絡した。

治療院につくと、白衣姿の松波先生が出迎えてくださった。僕も身体関係については担当した書籍も多く、また多少なりとも武術などをかじっている身としては、さてどのようなものになるか、と少々身構える気持ちがあったようだが、物腰柔らかな松波先生を見かけたとたん、後はお任せで、という気持ちに切り替わった。

それまでも鍼灸あんま、整体にスポーツマッサージ、などなどさまざまな種類の手技療法を受けてきたが、松波先生の診断、施術はそのどれとも違っていた。強いて言うなら、「読む」に最も重点が置かれていたように思う。鍼はごくごく繊細に扱われ、お灸はチカっと瞬いてすっと消えていく。最小の力で最大の変化を、とでも言ったらよいのだろうか。

ぼんやりとしているうちに、施術は終わった。

そしてそのとろとろした状態で、本書の打ち合わせが始まった。

この本はその打ち合わせの結果である。だから、おそらくその時の僕のように、読んでくれた皆さんも心とと体をゆるめることができているのではないだろうか。

本を読むには、ぼんやりするのが一番。現（うつつ）とも幻ともつかぬ間に、まどろみに至っても結構。

頭を休めて、体をいたわり、松波先生の繰り広げる世界に漂っていただけたら、と思っている。

松波太郎（まつなみ・たろう）
1982年生まれ。小説家、臨床家。大東文化大学中退、宇都宮大学卒業、一橋大学大学院言語社会研究科修了。東洋鍼灸専門学校卒業（鍼灸あん摩マッサージ指圧科）。中国・北京中医薬大学短期研修、都内の治療院数ヶ所での勤務・研修を経て2018年より豊泉堂を開院。小説家としては2008年「廃車」で文学界新人賞受賞、2009年「よもぎ学園高等学校蹴球部」で第141回芥川賞候補、2013年「LIFE」で第150回芥川賞候補、2016年「ホモサピエンスの瞬間」で第154回芥川賞候補。『LIFE』（講談社）では野間文芸新人賞を受賞。

本《ほん》を気持《きも》ちよく読《よ》めるからだになるための本《ほん》
——ハリとお灸の「東洋医学」ショートショート

2020年10月30日　初版

著者　松波太郎
発行者　株式会社晶文社
東京都千代田区神田神保町1-11　〒101-0051
電話　03-3518-4940（代表）・4942（編集）
URL　http://www.shobunsha.co.jp

印刷・製本　中央精版印刷株式会社

ISBN978-4-7949-7197-5　Printed in Japan